FLUCHTaspekte

Geflüchtete Menschen psychosozial unterstützen und begleiten

Herausgegeben von

Maximiliane Brandmaier
Barbara Bräutigam
Silke Birgitta Gahleitner
Dorothea Zimmermann

Luise Reddemann

Geflüchtete würdeorientiert begleiten

Ethische und psychosoziale Annäherungen

Vandenhoeck & Ruprecht

Bibliografische Information der Deutschen Nationalbibliothek:
Die Deutsche Nationalbibliothek verzeichnet diese Publikation in der Deutschen Nationalbibliografie; detaillierte bibliografische Daten sind im Internet über https://dnb.de abrufbar.

Umschlagabbildung: Nadine Scherer

Satz und Layout: SchwabScantechnik, Göttingen
Druck und Bindung: ⊕ Hubert & Co. BuchPartner, Göttingen
Printed in the EU

Vandenhoeck & Ruprecht Verlage | www.vandenhoeck-ruprecht-verlage.com

ISSN 2625-6436
ISBN 978-3-525-40854-4

Inhalt

Vorwort

Der »Welt«-Journalist Deniz Yücel war von Februar 2017 bis Februar 2018 in türkischer Untersuchungshaft. Nach seiner Freilassung berichtete er von verschiedenen Praktiken psychischer Folter durch die Wachmänner: »Und als wir an einem Mülleimer vorbeikamen, drohte einer: ›Ich werde dich den Mülleimer grüßen lassen. Du wirst sagen: Hallo, mein Bruder Müll. Denn du bist auch Müll‹« (Yücel, 2019).

Viele Flüchtlinge haben ähnliche Bedrohungen ihrer Würde und manchmal auch sehr schwere physische Angriffe erlebt. Yücel hat zumindest nachher darüber berichten können und Namen und Adressen von Verantwortlichen, darunter den türkischen Präsidenten, nennen können. Er hat öffentliche Solidarität und ein Mindestmaß an Gerechtigkeit erfahren. Bei Flüchtlingen, die bei uns um Asyl ansuchen, ist das anders. Sie müssen ihre Erinnerungen an Unrecht und Entwürdigung zum großen Teil für sich behalten, verschweigen, überspielen, verleugnen, hinunterschlucken. Gegen die zusätzliche Entwürdigung, die sie im lang gezogenen Asylverfahren erleben, wo ihnen widersprüchliche Aussagen, mangelnde Glaubwürdigkeit, die Fälschung von Belegen und Attesten sowie mehr oder weniger offen auch Sozialbetrug vorgeworfen werden, können sie nicht protestieren oder mit ihr gar an die Öffentlichkeit gehen. Das würde ihnen nur schaden. All das fördert eine stille Scham der Entwürdigten. Hinzu kommt noch die Unterbringung in großen unpersönlichen Lagern, die von der Politik neuerlich propagiert werden. Man muss sich wundern, wie wenige der Betroffenen angesichts dessen aus der Haut fahren. Die Helfenden erleben die Entwürdigungen sehr intensiv mit und können nur wenig dagegen tun. Unbedingt höflich bleiben, Kritikpunkte diplomatisch formulieren, juristische Einspruchsmöglichkeiten erkunden, kleine soziale und therapeutische Pflaster verteilen, sich in Geduld üben und parallel dazu die wachsende Empörung ebenfalls hinunterschlucken – das scheint oft alles, was möglich ist. Und bei mancher Ungerechtigkeit, die man ganz aus der Nähe miterleben muss, bricht einem fast das Herz.

In dieser Situation hat das Buch von Luise Reddemann etwas Befreiendes. Sie bringt uns die permanente Würdeverletzung von Flüchtlingen nahe und macht sie öffentlich. Dabei diskutiert sie die philosophischen und psychotherapeutischen Grundlagen von Würde und zeigt, dass wir durch das Vergessen oder Missachten der ethischen Maßstäbe, die in Sonntagsreden von westlichen Politikern und Politikerinnen beschworen werden und auf die wir angeblich stolz sein können, auch unsere eigene Integrität zerstören: »Die Unmenschlichkeit, die einem anderen angetan wird, zerstört die Menschlichkeit in mir.« Dieser Satz, der Immanuel Kant zugeschrieben wird, mag radikal und praxisfern klingen. Dasselbe gilt für das von Luise Reddemann immer wieder angeführte Kant'sche Gebot, Menschen nicht wie Dinge oder Waren für außerhalb ihrer selbst liegende Zwecke zu instrumentalisieren. Aber immerhin liegen diese Prinzipien der allgemeinen Erklärung der Menschenrechte von 1948 und unseren europäischen Verfassungen zugrunde. Im Alltag verstoßen wir natürlich mehrmals täglich gegen das Instrumentalisierungsverbot wie auch gegen das Verbot zu lügen. Aber sollte man diese Verbote deswegen ganz aufgeben, hemmungslos lügen und Menschen für das eigene Geschäft benutzen, wie es das Erfolgsrezept der großen »Dealmaker« zu sein scheint?

Wir können uns zumindest daran orientieren, dass man die Instrumentalisierung dort, wo es irgendwie möglich ist, vermeidet oder sie minimiert. Statt der Instrumentalisierung oder als Gegenkraft zur Instrumentalisierung sollte es, wo immer es möglich ist, um die Anerkennung der Eigenständigkeit und Autonomie des Menschen gehen, dem wir begegnen. Egal, ob dieser Mensch ein Kind, eine untergebene Person, ein schutzbefohlener Pflegling, ein Patient bzw. eine Patientin in der Psychotherapie oder ein Flüchtling ist. Wenn man Menschen, die von einem abhängig sind, für die berufliche Karriere, als Einkommensquelle oder als Material (z. B. als Kanonenfutter) verwendet oder wenn man sie als willkommene Feindbilder und Sündenböcke für eine Bewegung einsetzt, deren Führungsperson oder Gefolgschaft man sein möchte, dann ist das auf jeden Fall eine vermeidbare Verletzung ihrer Würde. Leider werden Menschen mitunter auch für den eigenen (manchmal unbewussten) Narzissmus und Sadismus benutzt. Erniedrigung und Verspottung machen offensichtlich Freude. Der alltägliche Hass im Netz belegt dies. Der österreichische Innenminister Herbert Kickl (FPÖ), Mitglied der im Frühjahr 2019 geplatzten Kurz-Strache-Regierung, durfte am Erstaufnahmezentrum für Flüchtlinge ein Schild mit der Bezeichnung »Ausreisezentrum« anbringen. Überhaupt ist der erniedrigende Witz (Freud sprach vom mehr oder weniger erbärmlichen »tendenziösen Witz«; Freud, 1905) ein wichtiger Mechanismus, um die Wälle des Gewissens, welche die Würde des Menschen noch schützen, per Lachsalven zu stürmen. Wer dann die dummen Witze oder fremdenfeindlichen Cartoons kritisiert, kann leicht als humorloser Gutmensch beiseitegeschoben werden. Populistische Politiker und Politikerinnen, die heute Ressentiments und Hass gegenüber Flüchtlingen verbreiten, agieren als niveaulose Unterhaltungskünstler bzw. -künstlerinnen, die dem erregten

Publikum abwechselnd Schauermärchen und böse Witzgeschichten erzählen.

Beim Thema Würde kann man nicht anders als ernst werden. Angriffe auf die Würde eines Menschen sind das Gegenteil der sozialen Anerkennung, die jeder Mensch für eine gedeihliche Entwicklung so dringend braucht. Aus einer gespeicherten guten Erfahrung von Anerkennung kann Selbstanerkennung, Selbstachtung und damit auch Autonomie gegenüber aktuellen sozialen Erwartungen entstehen. Missachtung und Entwertung können hingegen von außen nach innen wandern. Luise Reddemann zitiert zu Recht aus dem fast vergessenen Roman »Anton Reiser« von Karl Philipp Moritz, der am Ende des 18. Jahrhunderts entstand: »Die unwürdige Behandlung, der er zuweilen ausgesetzt war, benahm ihm oft einen großen Teil der Achtung gegen sich selbst« (Moritz, 1790/1998, S. 159 f.). Täter und Täterinnen, die entwürdigen wollen, zielen – durchaus einfühlsam – auf die Restbestände der Selbstachtung, die im Opfer noch existieren. Der Philosoph Axel Honneth (u. a. 2003, S. 117 f.) hat drei Quellen von Anerkennung und Selbstanerkennung unterschieden, die wir alle brauchen wie das tägliche Brot: Die Anerkennung im Recht als freie und gleiche Bürgerinnen und Bürger, die Anerkennung als Solidarität in der Arbeitswelt, wo man gebraucht wird, und schließlich die Anerkennung als unverwechselbares liebendes Subjekt in unseren Partner-, Familien- und Freundschaftsbeziehungen. Daraus können Würde und Selbstachtung entstehen. Wenn es an Anerkennung in einem oder mehreren dieser Bereiche mangelt, droht Verbitterung (u. a. Honneth, 2004, S. 24). Es sieht so aus, als wäre in den letzten Jahrzehnten ein böser Geist in die westlichen Gesellschaften eingezogen, der für die Flüchtlinge die drei grundlegenden Quellen von Anerkennung und Würde systematisch zu zerstören oder zu verstopfen versucht. Als Rechtssubjekt sind sie Menschen zweiter oder dritter Klasse. Der Vorgang ihrer Anerkennung als »schutzberechtigt« und als freie und gleiche Teilnehmende am Rechtsverkehr ist mit so viel Wartezeit, Schikanen, Unsicherheiten und Entwürdigungen verbunden, dass dies die Anwärter und Anwärterinnen bald hoffnungslos und verzweifelt macht, Depressionen fördert und retraumatisierend wirkt. Aus der Arbeitswelt, in die fast alle Geflüchtete – entgegen einem verbreiteten Vorurteil vom Hängematten-Flüchtling und Sozialtouristen – unbedingt hinein wollen, werden sie durch Arbeitsverbote, Zugangsbeschränkungen und mangelnde Qualifikationsangebote ferngehalten. Familienzusammenführungen wurden in den letzten Jahren systematisch erschwert. Der Kontakt mit den Menschen, die man liebt, ist für viele auf das (heute zum Glück erschwingliche) Telefonieren beschränkt. Wenn Familienmitglieder mit im Land sind, werden die Beziehungen durch Armut, schlechte Wohnbedingungen, Sprachprobleme und Rollenverdrehungen (z. B. Kinder als verantwortliche Übersetzende für die Eltern) überlastet. Es herrscht ein Mangel an kultursensiblen Beratungsstellen und Traumatherapieeinrichtungen.

Trotz alledem können wir als relativ privilegierte Bewohner und Bewohnerinnen der westlichen Welt in allen genannten Bereichen bei der (Wieder-)Gewinnung von Würde und Selbstachtung Beistand und Begleitung bieten: Rechtshilfe, Suche nach Arbeitsmöglichkeiten, Unterstützung von Familien, Traumatherapie und last but not least: Sprachunterricht. Dabei ist es, wie Luise Reddemann zeigt, sehr wichtig, bei jedem Schritt zu fragen, was unser Gegenüber braucht, und auch eine Ablehnung unserer Vorschläge zu akzeptieren. Der Herrenmensch in uns (den es auch im Gewande der westlichen Psychotherapie gibt) sollte in jeder Hinsicht zurücktreten. Zur Kombination von »Achtsamkeit und Würde« sollte es auch gehören, als Helferin oder Helfer, sich selbst zu spüren und über die

Belastungen und die Grenzen der Belastbarkeit rechtzeitig mit anderen zu kommunizieren. Zu einer solchen Kommunikation leistet das Buch von Luise Reddemann einen wichtigen Beitrag.

Klaus Ottomeyer

Literatur

Freud, S. (1905). Der Witz und seine Beziehung zum Unbewußten. Leipzig/Wien: Franz Deuticke.

Honneth, A. (2003). Unsichtbarkeit. Stationen einer Theorie der Intersubjektivität. Frankfurt a. M.: Suhrkamp.

Honneth, A. (2004). Antworten auf die Beiträge der Kolloquiumsteilnehmer. In C. Halbig, M. Quante (Hrsg.), Axel Honneth: Sozialphilosophie zwischen Kritik und Anerkennung (S. 99–121). Münster: Lit.

Moritz, K. P. (1790/1998). Anton Reiser. Ein psychologischer Roman. Frankfurt a. M.: Insel.

Yücel, İ. D. (2019). Verteidigungsschrift. Am 10. Mai 2019 dem Amtsgericht Berlin-Tiergarten im türkischsprachigen Original vorgelegt. Welt, 10.5.2019. Zugriff am 6.11.2019 unter https://www.welt.de/politik/ausland/article193264479/Verteidigungsschrift-von-Deniz-Yuecel-Ich-wurde-gefoltert.html

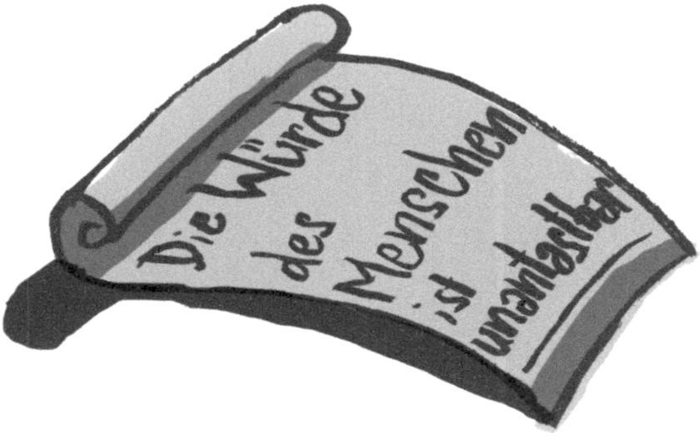
Die Würde
des
Menschen
ist
unantastbar

Deklaration von Genf (Auszug): Das ärztliche Gelöbnis

»Als Mitglied der ärztlichen Profession gelobe ich feierlich, mein Leben in den Dienst der Menschlichkeit zu stellen. Die Gesundheit und das Wohlergehen meiner Patientin oder meines Patienten werden mein oberstes Anliegen sein. Ich werde die Autonomie und die Würde meiner Patientin oder meines Patienten respektieren. Ich werde den höchsten Respekt vor menschlichem Leben wahren. Ich werde nicht zulassen, dass Erwägungen von Alter, Krankheit oder Behinderung, Glaube, ethnischer Herkunft, Geschlecht, Staatsangehörigkeit, politischer Zugehörigkeit, Rasse, sexueller Orientierung, sozialer Stellung oder jeglicher anderer Faktoren zwischen meine Pflichten und meine Patientin oder meinen Patienten treten […].«

(Auszug aus der Deklaration von Genf, verabschiedet von der 2. Generalversammlung des Weltärztebundes, Genf, Schweiz, September 1948; mehrfach revidiert, zuletzt von der 68. Generalversammlung des Weltärztebundes, Chicago, Vereinigte Staaten von Amerika, Oktober 2017; Weltärztebund, 2017, S. 1).

Prolog

Ende des Zweiten Weltkriegs war ich gerade zwei Jahre alt. Meine Mutter hatte mit uns Kindern bei ihren Eltern in Österreich Zuflucht gesucht. Aber als Frau eines Deutschen war sie dort unerwünscht. Wir suchten also, anderweitig in Süddeutschland unterzukommen. Ähnliche Erfahrungen wurden mir viel später auch von Kolleginnen und Kollegen mit ebenfalls einem österreichischen und einem deutschen Elternteil berichtet. Österreich war nach dem Willen der Alliierten an den Verbrechen des NS-Regimes nicht schuldig zu sprechen und schien also mit Deutschland diesbezüglich von nun an über Jahrzehnte nichts gemein zu haben.[1] Zusammenhänge zwischen der persönlichen und der Familiengeschichte sowie der kollektiven herzustellen, gelang mir erst im Erwachsenenalter. Die geschilderte Erfahrung meiner Mutter und zahlreicher anderer macht darauf aufmerksam, wie stark persönliche Schicksale auch mit politischen Ereignissen zusammenhängen können, also wesentlich davon geprägt werden. Dass dies bei den Menschen, die heute als Geflüchtete zu uns kommen, eine bedeutende Rolle spielt, ist den Leserinnen und Lesern dieser Zeilen sicher klar. Unsere Ge-

---

1 In der Moskauer Deklaration erklärten die alliierten Außenminister im Herbst 1943, dass Österreich das erste freie Land gewesen sei, das der Angriffspolitik Hitlers zum Opfer gefallen sei. Englischer Wortlaut der Moskauer Deklaration: http://www.ibiblio.org/pha/policy/1943/431000a.html. Erst die Waldheim-Affäre 1986 machte in breiterem Umfang die Verstrickungen der Österreicher in NS-Verbrechen deutlich.

schichte genauer anzuschauen, kann helfen, Geflüchteten mit mehr Einfühlung zu begegnen.

Dazu schreibt der Historiker Nils Minkmar mit Bezugnahme auf die politische Situation im Mai 2019: »*Die deutsche Gesellschaft ist in ihrer Tiefe immer noch traumatisiert, dort residiert eine Urangst vor Ohnmacht, Geldentwertung, der Wiederkehr der instabilen Zeiten, darum kommt bei gewissen Begriffen eine Art politischer Flashback auf, eine Panik, die den offenen Diskurs unmöglich macht*« (o. S.; Hervorh. L. R.).

Minkmar (2019) erzählt von Gesprächen mit einem älteren deutschen Diplomaten, bei denen dieser »das Ideal der ›schwarzen Null‹ wie ein Dogma verteidigte, obwohl er den hohen politischen Preis sah, den der Süden Europas dafür zu zahlen hatte und die Gefahren, die mit dem Aufstieg eurofeindlicher Parteien verbunden sind. Dennoch kannte er kein Einsehen, wir wurden nicht einig« (o. S.).

Eindrucksvoll beschreibt Minkmar sodann eine Szene, die Unverarbeitetes deutlich macht: »Später saßen wir beim Essen zusammen, und obwohl es nicht gut war, leerte er als einziger seinen Teller blitzblank. Dabei erzählte er von seiner harten Kindheit, dem im Krieg gefallenen Vater und der überforderten Mutter. Nie, sagte er, könne er einen Teller anders zurückgeben als völlig geleert. *Solide Finanzen, oder was er dafür hielt, waren ihm ein Machtmittel, die Nöte seiner Kindheit zu bekämpfen, Jahrzehnte später. In der Politik spielen eben nicht nur Argumente eine Rolle, sondern ebenso Ängste, Erfahrungen der Vorfahren und sogar Aberglaube*« (o. S.; Hervorh. L. R.).

Den Teller leer machen bis auf den letzten Krümel, weil es vorerst nichts mehr zu essen gibt und immer wieder Hunger da ist, das kenne ich gut aus der Nachkriegszeit und es bedarf bis heute einer gewissen Bewusstheit, darauf zu verzichten. Viele jüngere psychosozial Tätige haben über diese Zusammenhänge in der Regel wenig oder zu wenig gelernt. Die Älteren unter ihnen, weil die historischen Gegebenheiten lieber nicht angerührt wurden, die Jüngeren, weil sie solche Details womöglich nie gehört haben oder auch nicht hören wollten.

Jetzt kommen Geflüchtete zu uns, die ähnliche Erfahrungen gemacht haben wie die Flüchtlinge aus den damaligen ostdeutschen Gebieten. Wer darüber mehr wissen möchte, könnte das Buch von Francesca Melandri »Alle, außer mir« (2017/2018) lesen, das in erschütternder Weise die Erfahrungen eines Geflüchteten beschreibt. Es empfiehlt sich, in der professionellen Arbeit mit Geflüchteten auf politische Verhältnisse sowie damit verbundene kollektive und individuelle Schicksale zu achten, ja sie gegebenenfalls – behutsam – zu erfragen.

Deutsche Flüchtlinge aus dem Osten haben nach dem Zweiten Weltkrieg über lange Zeit Ähnliches zu spüren bekommen, wie es Menschen, die aktuell als Geflüchtete in Deutschland Schutz suchen, heute erleben: minimale Hilfsbereitschaft und maximale Ablehnung. Ich erinnere mich gut an Formulierungen wie »Gesocks«, ein Wort, das ich als Kind gar nicht verstand, aber es hörte sich schrecklich an, nicht zuletzt, weil ein sehr deutlicher Ton der Verachtung mitschwang, den ich erst viel später ermessen und einordnen konnte. Millionen Menschen wurden als »Gesindel« bezeichnet, obwohl sie ja letztlich einen Preis für alle Deutschen zu bezahlen hatten.

Noch schlimmer war der auch nicht selten formulierte Wunsch, dass sie alle »verrecken« sollten, die Flüchtlinge, und vieles Feindselige mehr, das interessierte Leserinnen und Leser in dem sehr empfehlenswerten Buch »Kalte Heimat« von Andreas Kossert (2008) nachlesen können. Verachtung gegenüber Geflüchteten und der Wunsch danach, dass diese Störenfriede wieder verschwinden sollten, ist also nicht neu und scheint in den aktuellen Konflikten im Umgang mit ihnen nachzuhallen und schlimme Blüten zu treiben.

So kann der langjährige Afrika-Korrespondent Bartholomäus Grill von »Wir Herrenmenschen« (2019) sprechen. Ein Erbe aus der Kolonialzeit, so Grill, aber auch aus der NS-Zeit. In dem Dorf, wo ich als Zweijährige ankam, war klar, wer die Herren waren, natürlich die Dorfbewohner. In seinem Buch schreibt Grill nachdrücklich und eindrucksvoll: »Wir leben in einer Zeit, in der die moralischen und ethischen Grundregeln unseres demokratischen Gemeinwesens bedroht sind. Begriffe wie Volk, völkisch, Lebensraum, Rasse und Rassenkampf sind in den Sprachgebrauch zurückgekehrt« (S. 15). All diese Formulierungen waren insbesondere in der NS-Zeit weit verbreitet und blieben es hinter den häuslichen Türen im Nachkriegsdeutschland nach wie vor: »Weiße Europäer zeigen wieder öffentlich, dass sie sich für höherwertige Geschöpfe halten und glauben, dass das Leben schwarzer Menschen weniger wert sei – angeblich zähle es ja auch in deren Heimatländern nicht viel. Richtig gefährlich wird die ethnonationalistische Hetzerei allerdings dann, wenn sie auch in demokratische Parteien einsickert. Wenn etwa Spitzenpolitiker der CSU den ›Asyltourismus‹ und die ›Anti-Abschiebe-Industrie‹ geißeln und im Kampf um rechte Wählerstimmen das bisschen christlich-humanistischen Anstand aufgeben, mit dem sie sich gerne brüsten. Neuerdings wird sogar darüber diskutiert, ob man afrikanische Migranten unbedingt vor dem Ertrinken retten müsse« (S. 15). Es brechen jüngst also »ungehemmt jene rassistischen Weltbilder durch, die in der Kolonialära geprägt wurden« (S. 16). In meiner Kindheit in den 1940er und 1950er Jahren waren sie ebenfalls bei vielen noch ungeniert üblich.

Die UNO-Menschenrechtskonvention, beschlossen am 10. Dezember 1948 von der Generalversammlung der Vereinten Nationen, ebenso wie das Versprechen des Weltärztebundes, das ich eingangs zitiert habe, sind Konsequenzen aus den beiden Weltkriegen, den Schrecken der Nachkriegszeit und allen damit zusammenhängenden Untaten. Damals, in den 1940er Jahren, scheint es eine gewisse politische Entschlossenheit zu humanitärem Handeln gegeben zu haben, die man heute oft vergeblich sucht. Das Glück, als Jugendliche ab 1959 nach England und Frankreich zum Schüleraustausch fahren zu dürfen, war mir bereits zu jener Zeit sehr bewusst, und ich war davon begeistert. Ich war alt genug, um die Freundlichkeit, die mir als Deutscher entgegengebracht wurde, dankbar zu genießen.

Im Zusammenhang mit den zunehmenden Verwerfungen im Umgang mit Geflüchteten, die in den 1990er Jahren und seit 2015 in größerer Zahl bei uns Schutz such(t)en, und den Schwierigkeiten, ihre Würde zu achten, möchte ich drei Hypothesen formulieren:

1. Zu viele Menschen sind nach wie vor davon überzeugt, dass Härte ein sinnvoller Umgang sei, mit Erwachsenen vor allem dann, wenn man in ihnen unmündige Kinder sieht. Härte als Erfahrung in der Kindheit kann zu Härte im Erwachsenenleben führen und zu mehr oder weniger unbewussten Racheimpulsen gegenüber Schwächeren. Schon Anfang des 20. Jahrhunderts hat Heinrich Mann dazu sein Buch »Der Untertan« (1918/1996) geschrieben. *Härte verhindert eine Orientierung an der Würde.*
2. Viele Erfahrungen von Vertreibung und Flucht nach dem Zweiten Weltkrieg sind weder in Familien noch im Kollektiv ausreichend verarbeitet. Darunter verstehe ich auch die Verantwortungsübernahme für die deutsche Schuld als eine Ursache des Leides während und nach dem Zweiten Weltkrieg und die nicht ausreichende Akzeptanz der Westdeutschen für das, was damaligen Geflüchteten in der neuen »kalten Heimat« angetan wurde (vgl. Kossert, 2008; Reddemann, 2015).

Ängste, Scham und von den Vorfahren übernommene Schuld und Schuldgefühle sind bis heute nicht ausreichend im kollektiven und individuellen Gedächtnis betrauert. Die eigene Unsicherheit und Schuld wird u. a. auf Geflüchtete projiziert und an ihnen bekämpft. *Diese Feindseligkeit verhindert ebenfalls eine Orientierung an der Würde.*

3. *Der kollektive neoliberal gestimmte Rückgang von Solidarität, der schon allzu lange als »normal« hingenommen wird, trägt zu Gleichgültigkeit, Mangel an Mitgefühl sowie Mangel an Würdeorientierung bei.* Die Gier, die sich darin zeigt, könnte auch mit Mangelerfahrungen im und nach dem Krieg zusammenhängen.

Nach dem Zweiten Weltkrieg gab es bis in die 1970er Jahre hinein ein Bemühen um erheblich mehr Solidarität, was sich in dem damals entwickelten – und heute mehr oder weniger leeren – Begriff der sozialen Marktwirtschaft zeigte. Der Neoliberalismus mit seinem schrankenlosen Individualismus und Gewinnstreben hat sich seitdem immer mehr durchgesetzt – bis hin zur Umkehr aller zuvor gültigen Werte und einer Verachtung für »Gut-Menschen« (vgl. ausführlich Judt, 2010/2014).

Der 1966 geborene Nils Minkmar (2019) mahnt: »*Völlig vergessen sind andere Bestandteile unserer Tradition, die auf die öffentliche Verantwortung privaten Eigentums achten. Nach dem Grundgesetz ist ja nicht Wohlstand das höchste Gut unseres Gemeinwesens, sondern die Menschenwürde. Ziel des Staates ist nicht, möglichst viele Menschen zu Milliardären zu machen oder eine hohe Wachstumsquote zu erzielen, es ist der Schutz der Menschenwürde. […] Wir wollen und müssen, weil wir Menschen sind, andere Menschen schützen,* pflegen, erziehen und versorgen […]. Es bittet ja niemand darum, geboren zu werden, aber wo man schon auf der Welt ist, ergeben sich gewisse Bedürfnisse – deren

Erfüllung wir als Gesellschaft, nach den Werten, die uns leiten sollen, gar nicht verweigern dürfen. Es kann Menschenwürde nicht nur gegen Geld geben. […] Höchste Zeit für politische Fantasie, denn unsere Gesellschaft denkt zu eng« (o. S.; Hervorh. L. R.).

Lieblosigkeit wird über Generationen weitergegeben, sodass Fantasie und Solidarität im Umgang mit Geflüchteten und Respekt vor deren und unser aller Würde zu kurz kommen.

Erfahrungen Ende der 1960er und während der 1970er Jahre, die ich gemeinsam mit meinem Mann und vielen engagierten Menschen von der Sozialen Selbsthilfe in Köln im Engagement für Jugendliche, die aus Heimen flüchteten, machen durfte, schärften meinen Blick für Ungerechtigkeit und die Notwendigkeit, mich für Menschenrechte und Würde einzusetzen. Dies setzte sich fort beim »Mannheimer Kreis«, wo gemeinsam für eine menschengerechtere Psychiatrie gekämpft wurde. Die Psychiatrie-Enquête von 1975 wäre ohne das Engagement vieler wohl nicht zustande gekommen. Dazu kam die neue Frauenbewegung, die mich im Umgang mit Patientinnen und dem Unrecht, das immer wieder speziell Frauen widerfährt, bis heute hellhörig gemacht hat. Für die Begegnung mit vielen engagierten Menschen in jener Zeit und das starke Erleben von Solidarität bin ich dankbar. Das waren sehr tragende Kräfte! Und wir benötigen sie wieder, wenn wohl auch in anderer Form.[2]

Heute fühle ich mich besonders Organisationen wie medica mondiale und ähnlichen, die sich für (Geschlechter-)Gerechtigkeit einsetzen, verbunden. Würde und Gerechtigkeit sehe ich als eng miteinander verbundene Werte.

2 Die Deutsche Gesellschaft für Soziale Psychiatrie (DGSP) setzt sich heute auch für Geflüchtete und eine angemessene therapeutische Begleitung ein.

Lieblosigkeit muss sich nicht fortsetzen, das ist kein Gesetz!

Sie hat mit individuellen Gegebenheiten zu tun, vermutlich noch mehr mit familialen, zu wenig oder gar nicht verarbeiteten Traumata, wie u. a. von Minkmar (2019) beschrieben, sowie mit Themen von Schuld und Scham, die vor allem kollektiv lange nicht angeschaut, geschweige denn verarbeitet wurden (vgl. Reddemann, 2015). Dies alles behindert einen mitfühlenden – und nüchternen – Blick auf das aktuelle Geschehen und auf diejenigen, die schwer belastet zu uns kommen, sowie auf das, was sie benötigen.

Ich bitte die Leserinnen und Leser, dies mit zu bedenken, auch wenn ich hier aus Platzgründen nicht detailliert auf alle mir wichtigen Themen eingehen, sondern sie nur streifen kann. Verweisen möchte ich an dieser Stelle auf mein Buch »Würde – ein vergessener Wert in der Psychotherapie« (2008), da die dort entwickelten Überlegungen hier nun fortgeführt und in Bezug auf die aktuelle Situation mit Geflüchteten reflektiert werden.

1 Bekommen Geflüchtete es besonders zu spüren, dass Würde ein vergessener Wert in der Psychotherapie zu sein scheint? Und welche Gegenmittel haben wir?

Für Würdeverletzungen sind wir als Psychotherapeutinnen und -therapeuten nicht ausreichend sensibilisiert, wenn wir zum einen nicht gelernt haben, Aufträge von Patientinnen bzw. Patienten ernst oder ernst genug zu nehmen, und wenn wir uns zum anderen Methoden mehr verpflichtet fühlen als dem Menschen und dem Prozess, der sich entwickelt.

Würdeverletzungen sind nicht so selten, wie wir uns das wünschen. Jede Therapeutin und jeder Therapeut wird sie aus der eigenen Arbeit kennen. Aus meiner Sicht geschieht dies bei ansonsten kompetenten Therapeutinnen und Therapeuten aus mehreren Gründen. Einen davon möchte ich pointiert formulieren: In der Psychotherapie deutet vieles auf eine besserwisserische Haltung hin: hier die Fachkraft mit »Expertise«, die »alles« über die Krankheit weiß, dort der hilfesuchende Mensch, der vermeintlich nichts, günstigstenfalls wenig von sich und seiner Krankheit versteht. Diese selten hinterfragte Einstellung dürfte unter anderem ein Grund sein, warum psychotherapeutisches Fachpersonal sich schwertut, bei Patientinnen und Patienten eine Expertise ihrer Probleme wahrzunehmen und anzuerkennen. Den Hauptgrund der Verunsicherung im Umgang mit Geflüchteten vermute ich in einer großen Ratlosigkeit gegenüber kultureller Differenz, die uns des Expertenstatus schnell beraubt.

In einer Untersuchung von Eichenberg und Harm (2008) – die sich nicht auf geflüchtete Patientinnen und Patienten bezog, hier wären die Zahlen vermutlich noch ungünstiger – gab immerhin ein Drittel der Befragten, die nach einer Traumatisierung Hilfe gesucht hatten, an, sich nicht von den Psychotherapeutinnen und -therapeuten verstanden gefühlt zu haben. Mitbestimmungsrecht bei Entscheidungen zu dem, was als Nächstes passiert, gaben nur etwas mehr als die Hälfte an, das heißt, 45 Prozent hatten nicht das Gefühl, mitbestimmen zu können. Auch bei einer ähnlichen Frage – nach der Information darüber, was als Nächstes passiert – fühlten sich immerhin 42,5 Prozent der Befragten nicht ausreichend informiert. Partizipative Entscheidungsfindung und »informed consent« waren in der genannten Untersuchung zu einem hohen Prozentsatz nicht gewährleistet. Dies aber sind wichtige Elemente eines würdeorientierten Umgangs.

Auch wenn bei Therapeut-Patient-Beziehungen ein Gefälle bestehen mag hinsichtlich gewisser Erkenntnisse über die Psyche, so sollte doch grundsätzlich eine Gleichheit und Gleichberechtigung der beiden Interagierenden vorausgesetzt werden. Ich halte Überlegungen der Diskursethikerin Seyla Benhabib (1992/1995) für nützlich, wonach es auch bei Unterschieden von Fähigkeiten immer eine Gleichheit jedweder Ansprüche geben sollte, sodass wir »uns für unterschiedliche Selbstverständnisse, Bedürfnisse und Denkweisen sensibilisieren« (S. 16) sollten. Nimmt man die dargelegten Befunde und Überlegungen ernst, dann sollten wir bei unseren Patientinnen und Patienten Zustimmung eher seltener voraussetzen und häufiger nachfragen, ob sie mit dem, was wir ihnen anbieten, einverstanden sind. Das würde wohl bedeuten, dass wir uns im Umgang mit Geflüchteten als Lernende definieren. Neuere Forschung betont sogar die Notwendigkeit von fortwährendem Feedback während der Behandlung (Castonguay u. Hill, 2017). Es geht hier um Haltungen, insbesondere um die Unterscheidung zwischen einer Haltung, die die Würde eines jeden Lebewesens mit in den Blick nimmt, und einer Haltung, die dies unterlässt und damit Würdeverletzungen in Kauf nimmt.

Psychotherapeutinnen und -therapeuten scheinen dem Paradigma des Machens und des »Richtigmachens« inzwischen stark verpflichtet zu sein. Verletzlichkeit, die uns ja jede Patientin und jeder Patient zeigen, sowie Themen wie unsere Sterblichkeit und Endlichkeit sind mehr oder weniger vergessen gemacht. Wie sollten wir da angemessen mit Menschen umgehen, die durch ihre Verletzungen im Heimatland, durch Todesnähe in Kriegsgebieten und auf der Flucht und zum Teil auch hier bei uns durch extrem die Menschenwürde vernachlässigende Verhältnisse schwer belastet sind?

Gern wird auch für geflüchtete Patientinnen und Patienten empfohlen, so früh wie möglich, meist nach wenigen Sitzungen, eine traumakonfrontierende Behandlung durchzuführen, manche meinen, das sogar empfehlen zu können, wenn kein sicherer Aufenthaltsstatus gegeben ist. Es sei das Einzige, was »wirklich« helfe, so wird es von jenen behauptet, die diesen Ansatz verfechten.

Wenn schwer belasteten Menschen zugemutet wird, sich unter größtem Leiden ihren Ängsten und Traumata noch einmal zu stellen, ohne vorher ernsthaft nach ihrer Zustimmung zu fragen, und wenn dabei in Kauf genommen wird, dass manche darüber suizidal oder psychisch krank werden, dann herrscht hier ein Geist, der von der Vorstellung zu leben scheint, Erbarmungslosigkeit diene der Gesundheit – mit möglicherweise katastrophalen Folgen. Dies sind nun aber nur scheinbar neue Verhältnisse im Umgang mit Geflüchteten, denn bei der Auseinandersetzung mit Würde ging und geht es immer schon um unsere eigene Begrenztheit. Wollen wir uns die ansehen, wollen wir sie aushalten?

Schnell konfrontierende Therapeutinnen und Therapeuten machen angeblich evidence-based auch alles richtig, nur wird leider nicht selten der Preis einer Würdeverletzung in Kauf genommen. Dies mag auch damit zusammenhängen, dass es für hochkomplex traumatisierte Patientinnen und Patienten, zu denen viele Geflüchtete zählen, weder eine angemessene Diagnose gibt noch ausreichende Forschung auf diesem Gebiet. Oft werden daher explizite – und übrigens für die Betroffenen meist höchst bedeutungsvolle – Aufträge nicht genügend ernst genommen; auch wird im Fall der zu schnellen Konfrontation der Verlust von Integrität der Betroffenen nicht ausreichend beachtet.

Wie wäre es, wenn wir uns zubilligten, dass es schwer ist, jemand »nur« zu begleiten und nichts »machen« zu können? Therapeutinnen und Therapeuten könnten sich darauf berufen, dass sie im Allgemeinen einen anderen Auftrag haben; »Begleiten« und Trösten sind eher priesterliche Aufgaben, dafür scheinen wir nicht ausgebildet zu sein. Jedoch wusste bereits Kaiser Franz Josef, dass Trost zur Heilung gehört, als er das Allgemeine Krankenhaus in Wien bauen ließ. Deshalb steht über dessen Tür: »Saluti et solatio aegroti«, also: »zur Heilung und zum Trost der Kranken«. Wir wissen, dass es Menschen als sehr hilfreich und unterstützend erleben, wenn andere sagen: »Das ist schwer, was du durchmachst oder durchgemacht hast.« Und aus meiner Sicht tröstet dieser Satz, weil er die Würde des anderen Menschen achtet, weil wir uns nicht einmischen, nichts besser wissen. Dies ist eine Grundhaltung für jede Form therapeutisch-sozialer Begleitung. Und Tag für Tag gibt es viele Fachleute in der Therapie, die genau so mit ihren Patientinnen und Patienten sprechen, egal, welcher Schule sie zugehörig sind. Aber ich weiß von vielen, dass sie das nie öffentlich zugeben würden, weil es nicht ihrer Schule entspricht. Und das hat, so meine ich, auch damit zu tun, dass wir keine explizite Würdeorientierung in der Psychotherapie haben. Denn Begriffe bilden Bewusstsein. Wenn wir den Begriff Würde in unserer psychotherapeutischen Kultur nicht oder kaum verwenden, kann sich dafür auch kein Bewusstsein bilden, selbst wenn es natürlich mit den Begriffen Respekt und Wertschätzung Gemeinsamkeiten geben kann. Würdeorientierung könnte aber so etwas wie ein Leitbild oder ein Kompass sein, letztlich bei allem, was wir tun.

Warum kommt der Begriff Würde in der Psychotherapie so gut wie nicht vor? Den Tod und alle Formen der Endlichkeit und Begrenztheit gut zu kennen und zu respektieren, macht gute Heilkundige aus. Wenn wir jedoch von narzisstischen Größenfantasien angetrieben sind, erkennen wir das unser Sein bestimmende Prinzip der Endlichkeit unseres Lebens nicht an, und damit können manche Verhängnisse ihren schrecklichen Lauf nehmen (vgl. das erschütternde Buch von Thöns, 2016). Fulbert Steffensky spricht in seinem Buch »Mut zur Endlichkeit. Sterben in einer Gesellschaft der Sieger« (2007) davon, dass wir in einer Gesellschaft leben, in der die Weisheit schwach und die Apparate stark seien, was es uns nicht leicht mache, weise zu sein. Dies übertrage ich auch auf unseren Umgang mit schwer belasteten Menschen im Allgemeinen und auf den mit Geflüchteten im Besonderen. Hier ist es möglicherweise doppelt schwer, weise zu sein, weil wir stärker verunsichert sind.

Es scheint, dass der Ausweg aus der Unsicherheit in der Technikorientierung besteht – wenn nicht Technikanbetung. So kommen wir nicht umhin zu erkennen, dass es auch in der psychotherapeutischen Situation, wie in jeder, in der es um Macht geht, Momente geben kann, die zu Fehlverhalten im Sinne der Missachtung des Rechts auf Würde führen können. Vermutlich wünschen sich alle Menschen nicht nur, in ihrer Würde geachtet zu werden, wir sind auch immer wieder daran beteiligt, sie zu missachten.

Patientinnen und Patienten, die uns von Ohnmachtssituationen erzählen, und davon gibt es in den Berichten von Geflüchteten naturgemäß viele, lösen im Zusammenhang mit tiefgreifendem Gegenübertragungsgeschehen Ohnmachtserfahrungen in uns aus. Wenn wir uns dann nicht sicher fühlen in dem, was wir tun sollten und könnten – und dazu gehört für mich auch eine Sicherheit des Würdeempfindens aus einer Akzeptanz unser aller Endlichkeit und Begrenztheit heraus –, kann es zu Fehlentwicklungen kommen. So stelle ich mir vor, dass Therapeutinnen und Therapeuten letztlich aus eigenem Ohnmachtserleben heraus allzu rasch Interventionen empfehlen oder nutzen, die in Richtung »Machen« gehen, weil sie sich möglicherweise vom Schmerz ihrer Klientel selbst überwältigt fühlen, ohne sich dies jedoch eingestehen zu können. Fehlentwicklungen, die in Berichten von Patientinnen und Patienten hinsichtlich eines Machtmissbrauchs oder Gleichgültigkeitserfahrungen in Therapien zum Ausdruck kommen, könnten damit zusammenhängen.

Das Konzept der Krankheit als eines zu bekämpfenden Fremdlings oder gar »Bösen« hat eine lange Tradition; selbst Freud (1912) sah im sogenannten Widerstand den zu bekämpfenden Feind, den man nicht »*in effigie* erschlagen« (S. 173; Hervorh. i. Orig.) könne. Patientinnen und Patienten beginnen, an ihrer Würde zu zweifeln, wenn sie sich durch Traumata, Krankheit und Behinderung beschädigt fühlen, denn viele knüpfen ihre Würde an Eigenschaften. Würdeempfinden wird genährt, wenn Menschen mit ihrer Lebens- und Überlebenskraft in Berührung kommen. Dies wird im bereits erwähnten Buch »Alle, außer mir« (Melandri, 2017/2018) eindrücklich und kraftvoll deutlich.

Wenn Menschen in Würde Allerschwerstes überleben, so sollte es unsere Aufgabe sein, ihr Leiden ebenso zu würdigen wie ihre Überlebenskraft, was wiederum das Würdeerleben unterstützt. Darauf hat vor allem Viktor Frankl (1946/2008) hingewiesen: Alles Trachten und damit das gesamte Gefühlsleben konzentriere sich bei Überlebenden – der KZs – auf eine Aufgabe: »die pure Lebenserhaltung – die eigene und die gegenseitige« (S. 38; vgl. auch Korsch, 2018, S. 66).

Im Grimm'schen Märchen »Das Wasser des Lebens« wird davon erzählt, dass ein kranker König das Wasser des Lebens braucht, um gesund werden zu können. Die Geschichte seiner drei Söhne verdeutlicht, dass Menschen, auch wenn sie helfen wollen, oft von eigennützigen Motiven angetrieben sind und dann nicht wirksam helfen können. Wichtig ist in diesem Märchen, dass Helfende selbst Hilfe suchen und nicht hochmütig glauben, sie könnten alles allein schaffen. »Das Wasser des Lebens« kann nur heilsam wirksam werden, wenn es würdevoll verabreicht wird, das heißt, wenn sowohl diejenigen, die es bekommen, wie auch diejenigen, die es geben, ganz in ihrer Würde bleiben.

1.1 Würde als Leitbegriff im psychotherapeutischen Handeln

In folgenden Bereichen sollten wir meines Erachtens in der psychotherapeutischen Arbeit mit Geflüchteten auf die Würdethematik besonders achten:

1. Es sollte *immer* um Respekt vor der Autonomie der/des anderen gehen.
2. Es gilt, die Würde der Verletzlichkeit und des Scheiterns anzuerkennen.
3. Es gibt ein Recht auf ein »Nein« des Mitteilens.

Alle drei Aspekte hängen eng miteinander zusammen.

(1) Geflüchtete sollten an den Überlegungen teilhaben, die wir anstellen, sie sollten gründlich aufgeklärt werden; und wir sollten uns mit ihnen auf einen Prozess einlassen,

der als »shared decision making« oder »partizipative Entscheidungsfindung« bezeichnet wird. Das bedeutet aufgrund des Patientenrechtegesetzes, dass wir Patientinnen und Patienten darüber aufklären, wie wir ihre Störung verstehen und einordnen und wie wir meinen, dass sie behandelt werden sollte. Grundsätzlich sind sie auch über alternative Behandlungsmöglichkeiten zu informieren, was ganz klar bedeutet, dass es nicht ausreichend ist, ihnen nur *eine* Behandlungsmöglichkeit, nämlich die, die wir erlernt haben, vorzuschlagen. Wir müssten auch über andere Behandlungsmöglichkeiten Bescheid wissen und es respektieren, wenn diese von ihnen bevorzugt werden – oder wenn sie Behandlungen ablehnen, auch das ist ihr Recht.

Das sollte bedeuten, dass wir bei jedem neuen Schritt, der über das hinausgeht, was die Klientel im Allgemeinen erwarten kann, erklären, warum wir etwas zu tun beabsichtigen. Wir können nicht annehmen – was selbstverständlich sein sollte –, dass Menschen aus anderen Kulturkreisen das, was wir für richtig halten, ebenso betrachten. Wie jede und jeder weiß, mindert es unter anderem die Angst, wenn Dinge genau erklärt werden. Erst wenn die Patientin oder der Patient zustimmt – also wenn »informed consent« hergestellt ist –, kann ein nächster Schritt gegangen werden. Mir ist bewusst, dass diese Schritte im Kontext von Sprachbarrieren nicht immer leicht zu gehen sind. Und doch dürfen und sollten wir nur Dinge tun, über die wir genau informiert haben und denen Patientinnen und Patienten zugestimmt haben.

So wäre es beispielsweise unter dem Gesichtspunkt der Würde nicht richtig, ihnen abzuverlangen, uns ausführlich über belastende Dinge zu erzählen, wenn sie dies nicht wollen. Und unter Würdeaspekten wäre es auch fragwürdig, dies als »Widerstand« zu deuten. Der Respekt vor der Autonomie der Patientin bzw. des Patienten würde es nahelegen, bei dem zu bleiben, was sie bzw. er zur Verfügung stellen will und kann. Damit müssten wir einige uns lieb gewordene und theoretisch von uns für stimmig gehaltene Vorgehensweisen infrage stellen, beispielsweise, von Patientinnen und Patienten etwas zu fordern, das sie nicht einzubringen gewillt sind oder wovor sie – noch – zu viel Angst haben.

Der Philosoph Emmanuel Levinas (1972/1989) fordert, andere niemals zu verletzen. Levinas war durch die Nazis beschädigt worden. Er war ab 1940 in deutscher Kriegsgefangenschaft, seine Brüder und Eltern wurden in Litauen Opfer der nationalsozialistischen Ausrottungspolitik. Geradezu archaisch spricht Levinas davon, dass »das Antlitz« des anderen uns unmissverständlich auffordere: »Du sollst mich nicht töten!« (S. 136). Töten ist zu verstehen in einem weiten Sinn als: »Du sollst weder meinem Körper noch meiner Seele Schaden zufügen.« Auch gut gemeinte Interventionen leiden manchmal darunter, dass dieser Aspekt von Levinas' Philosophie nicht beachtet wird. Die Absicht des Helfenwollens kann mit eher eigennützigen Motiven und vor allem Unwissenheit durchmischt sein. Wir möchten etwas erreichen, wir möchten wissenschaftlich handeln, und wir möchten als Therapeutinnen und Therapeuten nicht scheitern. Vor allem aus einem angstgesteuerten Bedürfnis nach Wissenschaftlichkeit können sich Entwicklungen ergeben, die mit der Menschenwürde nur noch schwer vereinbar sind. Der Mensch wird dann wie eine Maschine behandelt. Darüber hinaus entwickelt sich aus dieser Art von Wissenschaftlichkeit häufig Besserwisserei. So entsteht ein Gefälle, das Mario Erdheim (1982) so beschrieben hat: Herrschaftsstrukturen, die nicht bewusst gemacht werden, können zu einer »Explosion des Narzissmus« (S. XV) führen und zu daraus resultierender Aggression auf der einen, zu Schuldgefühlen und Selbstwertproblemen auf der anderen Seite. Es ist vielleicht nicht ganz einfach, sich diese Sachverhalte immer wieder bewusst zu machen.

In der Psychotherapie kann es uns aggressiv machen, wenn wir nicht »ankommen«, und wir könnten es den Patientinnen und Patienten anlasten, anstatt uns selbst zu fragen, ob wir mit dem, was wir vorhaben, überhaupt noch bei ihnen und ihren Möglichkeiten sind. So kann die feste Überzeugung, dass ein Konzept, das sich bewährt hat, auch beim nächsten Hilfesuchenden wieder anzuwenden sei, dazu führen, dass wir verletzend werden. Hier könnte Neugier ein hilfreiches Korrektiv sein.

Levinas (1972/1989) fordert Güte und Barmherzigkeit – Begriffe, die uns in der Psychotherapie erst in jüngster Zeit nähergekommen sind. Levinas geht sogar so weit, zu verlangen, dass wir ganz von uns abzusehen hätten, womit er meint, wir sollten von jedem Eigennutz absehen, was in unserer Sprache mit Abstinenz gemeint sein könnte. Der Abstinenzbegriff wäre dann allerdings erneut zu überdenken: Wenn wir immer die gleiche Art von Abstinenz übten, könnte das auch bedeuten, dass wir mehr aus Eigennutz – nämlich in diesem Fall aus Angst und Abhängigkeit vor Schulenmeinungen – handeln, und damit uns gerade nicht davon enthalten, unsere eigenen Bedürfnisse – beispielsweise der Zugehörigkeit zu einer Schule – zu befriedigen.

(2) Mein zweiter Gedanke bezieht sich auf die Würde des Scheiterns. Das Ziel des Menschen ist nicht seine Verwendbarkeit, meint Fulbert Steffensky (2007) ganz im Sinne Kants, der gefordert hat, dass ein Mensch nicht als Mittel zum Zweck benutzt werden darf. Wenn wir genau hinsehen, finden wir vermutlich alle in unserer Praxis Situationen, in denen uns das Erreichen von Zielen wichtiger war als die Patientinnen und Patienten. Hier unsere Grenzen und gegebenenfalls unser eigenes Scheitern anzuerkennen, halte ich für wesentlich. Dazu gehört auch, den Patientinnen und Patienten – und uns selbst – das Recht auf Scheitern zuzubilligen.

(3) Das Recht auf ein »Nein« hatte ich als dritten Punkt genannt. Ich beziehe dies vor allem auf die therapeutische Neugier und den Glauben, man könne nur helfen, wenn man über sehr persönliche Dinge möglichst »alles« wisse. Dabei werden oft Schmerzgrenzen überschritten.

Dass die Patientin und der Patient immer »gläserner« werden, rechne ich ebenfalls zu diesem Problemkreis; wir sollten nicht nachlassen, uns gegen dieses zunehmende »Gläserner-Werden« zu wehren. Gesellschaftliche Bedingungen können bewirken, dass man abstumpft. Wenn ich meine gesamte fast 50-jährige berufliche Tätigkeit betrachte, so sehe ich, dass wir heute Dinge selbstverständlich hinnehmen, gegen die wir vor Jahren oder Jahrzehnten Sturm gelaufen sind. Wir sollten untersuchen, inwieweit es sich hier um sinnvolle Anpassungsprozesse handelt, oder ob wir nicht doch die Würde unserer Patientinnen und Patienten subtil zu verletzen bereit sind, weil wir aufgehört haben, darüber nachzudenken, ob das Recht auf Menschenwürde hier noch relevant ist. Dieses Recht ist immer relevant. Mag es auch schwer sein und auch selten genug gelingen, sich in vollem Umfang danach zu richten. Gerade, weil es nicht immer einfach ist, die Würde bei sich selbst und bei anderen zu achten, scheint es bisweilen hilfreich, sich an die Güte, die Levinas (1972/1989) fordert, zu erinnern.

Wir sagen heute, Bindungsfähigkeit, die auf emotionaler Resonanz gründet – also Empathiefähigkeit und daraus resultierend Mitgefühl – scheine für das Recht auf Würde zentral zu sein. Es geht um eine altruistische Fähigkeit, stellvertretend für andere deren Entwürdigung zu fühlen und damit Handlungen als menschenunwürdig zu verurteilen. Mit Peter Baumann (2003) gehe ich davon aus, dass es ein allgemeines Bedürfnis nach fundamentalem zwischenmenschlichem Respekt gibt und ein Bedürfnis, nicht respektlos oder gar erniedrigend behandelt zu werden. Albert Schweitzer (1954/1966) sprach von der »Ehrfurcht vor dem Leben« und formulierte den Gedanken *»Ich bin Leben, das leben will, inmitten von Leben, das leben will«* (S. 20; Hervorh. L. R.). *Dieser Satz mag eine Herausforderung für unsere Praxis sein, aber auch eine Unterstützung.*

Schweitzers Suche und meine Fragen zur Würde haben mich darauf gebracht, dass wir eine Menge Scheuklappen tragen, die vielleicht erst späteren Generationen auffallen werden; einige lassen sich jedoch auch jetzt schon erkennen. So möchte ich vorschlagen, unseren Umgang mit Würde mit folgenden Fragen unter die Lupe zu nehmen:

- Wie gehen wir mit uns selbst um, damit wir uns würdevoll fühlen?
- Achten wir auf unsere Würde? Und wie machen wir das?
- Haben wir bemerkt, dass es sowohl im Alltags- als auch im Wissenschaftsdiskurs Unterschiede gibt zwischen der Würde, die Frauen betrifft, und der von Männern?

Was würden Sie sich von einer solchen Untersuchung bei sich selbst erhoffen?

Leider ist nur wenigen Psychotherapeutinnen und -therapeuten Gesellschaftspolitik ein Anliegen. Es gab und gibt einige, die darüber intensiv nachdachten bzw. nachdenken, aber in der Ausbildung werden diese Vordenkerinnen und -denker kaum vorgestellt und studiert. Es wäre wünschenswert, dass wir uns die Zeit nähmen, nicht nur darüber nachzudenken, was wir tun, sondern wie, das heißt, mit welchen Menschenbildern wir es tun. Können wir ohne Kenntnisnahme gesellschaftlich bedingter Würdeverletzungen handeln und unseren Patientinnen und Patienten helfen? Vielleicht begnügen sich manche von uns etwas zu sehr mit den inneren Vorgängen. Zweifellos gibt es Patientinnen und Patienten, für die der ausschließliche

Blick auf die Innenwelt heilsam ist. Aber sind das nicht die stabileren, jene, die in sogenannten geordneten Verhältnissen leben? Was ist mit all den vielen – und es werden täglich mehr –, die dies nicht haben? Können wir einfach darüber hinwegsehen? Diesen Verhältnissen keinen Raum in der Therapie geben und hoffen, dass die Therapie so oder so schon helfen wird? Ich meine, wir müssen Wege finden, diese Fragen zu integrieren, oder auch einmal einsehen, dass wir mit Psychotherapie – allein – nicht hilfreich sind. Soll beispielsweise eine Psychotherapeutin bzw. ein Psychotherapeut in einem Folteropferzentrum ohne sozialarbeiterische Fachkraft sich wirklich nur auf die inneren Prozesse beschränken? Achtet sie bzw. er dann noch die Würdebedürfnisse der Patientinnen und Patienten?

1.2 Die Beachtung weiblicher Würde

Ein weiteres wichtiges Thema ist für mich, dass die Forderung in Bezug auf Gleichbehandlung von Männern und Frauen in der Psychotherapie noch zu wenig Spuren hinterlassen hat, obwohl sich Psychotherapeutinnen und -therapeuten im Allgemeinen als fortschrittlich und beweglich verstehen. Doch manche von uns tun ihre Arbeit noch immer so, als spiele es keine Rolle, ob wir Frauen oder Männer behandeln; Unterschiede werden nicht nur negiert, sie werden noch nicht einmal zur Kenntnis genommen. Viele scheint es nicht zu interessieren, dass die spezifischen Interessen von Frauen im wissenschaftlichen Diskurs der Psychotherapie sehr selten thematisiert werden. Vor allem jedoch für Frauen, die sich dem Islam zugehörig fühlen, ist das, was wir für sinnvoll und notwendig erachten, nicht – und häufig niemals! – akzeptabel.

Nachfolgend gebe ich daher die von medica mondiale formulierten »11 Tipps für Ehrenamtliche im Kontakt mit geflüchteten Frauen« (Zemp, 2015) wieder, die auch im

Internet zugänglich sind.[3] Diese Tipps sind gleichfalls für Professionelle wichtig. Die Ratschläge basieren auf der langjährigen Erfahrung im Umgang mit Frauen, die sexualisierte Gewalt überlebt haben, sowie auf einem Leitfaden des Deutschen Hebammenverbandes:

1. »Vertrauen Sie der Stärke Ihres Gegenübers. Auch wenn die Frauen traumatische Erfahrungen gemacht haben: Die meisten werden die Folgen des Erlebten aus eigener Kraft überwinden können.
2. Unterstützen Sie Ihr Gegenüber, diese Stärke auch wahrzunehmen. Fragen Sie die Frau, was ihr in der Vergangenheit gut getan hat. Fragen Sie nach positiven Erinnerungen, nach Zielen und Träumen. Auch wenn die Frau jetzt mit Gefühlen der Hilflosigkeit konfrontiert ist, verfügt sie über viele Kompetenzen.
3. Vertrauen Sie auf das Bauchgefühl, das Sie auch im Umgang mit anderen Mitmenschen nutzen. Ihre natürliche Empathie ist Ihr Kompass.
4. Fragen Sie nach, sobald Sie sich unsicher sind, ob Ihr Verhalten angemessen ist. Wenn nicht mit Worten, dann mit einem fragenden Blick oder einer kleinen Skizze.
5. Für Männer: Suchen Sie keinen Körperkontakt. Für Frauen: Bieten Sie Körperkontakt, zum Beispiel eine Berührung am Arm, nur sehr zurückhaltend an. Achten Sie auf Signale Ihres Gegenübers wie Gesten, um abzuschätzen, ob die Berührung erwünscht ist.
6. Erklären Sie Ihre Rolle innerhalb des Helfersystems sowie Möglichkeiten und Grenzen der Unterstützung, zum Beispiel wann Sie wie erreichbar sind und wer Sie vertritt.

3 https://www.medicamondiale.org/fileadmin/redaktion/5_Service/Mediathek/Dokumente/Deutsch/Flyer_Infoblaetter/Tipps_fuer_Fluechtlings-HelferInnen_medica-mondiale_Stand-10-2015.pdf

7. Fragen Sie nicht neugierig nach vergangenen Erlebnissen wie Flucht oder dem Krieg. Wenn die Frau signalisiert, erzählen zu wollen, hören Sie aufmerksam zu, aber wahren Sie Grenzen (siehe 8).
8. Suchen Sie einen Weg, das Gespräch umzuleiten, wenn Sie oder Ihr Gegenüber Reaktionen zeigen wie Schwitzen, Zittern, Atembeschwerden, Taubheitsgefühle oder eingeschränkte Wahrnehmung von Zeit und Umgebung. Bieten Sie ein Glas Wasser an, fragen Sie die Frau, ob sie gerne frische Luft hätte und sagen Sie ihr, wie stark es ist, dass sie so schwere Dinge überlebt hat.
9. Seien Sie geduldig. Stress- und Traumareaktionen können sich in Konzentrationsschwäche äußern. Ärgern Sie sich nicht, wenn Ihre Erklärungen oder Hinweise nicht umgesetzt oder vergessen wurden.
10. Wahren Sie vor (männlichen) Familienmitgliedern die Intimsphäre der Frau und stellen Sie keine Fragen, die ihre Würde als Frau verletzen oder Schamgefühle berühren könnten.
11. Überfordern Sie sich nicht. Achten Sie auf die Signale Ihres Körpers, machen Sie Pause vom Helfen und sorgen Sie für Abwechslung in Ihrem Leben – denn Ihre Hilfe wird langfristig gebraucht« (Zemp, 2015, S. 1).

Bitte schauen Sie bei jeder dieser Empfehlungen, ob sie in der Situation, in der Sie gerade mit Ihrer Klientin sind, angemessen ist, und fragen Sie so oft wie möglich die Patientin, ob sie einverstanden ist mit dem, was geschieht.

Mir ist es hier wichtig, Empfehlungen von Frauen weiterzugeben, weil es immer wieder geschieht, dass Männer in allem Bescheid zu wissen meinen und Frauen immer noch allzu oft schweigen. Medica mondiale hat inzwischen jahrzehntelange Erfahrungen und profunde Kenntnisse im Umgang mit traumatisierten Frauen. Zur Würde existierte beispielsweise bereits in der Renaissance ein reichhaltiges philosophisches Schrifttum von Frauen. Aus dieser Zeit stammen auch die Überlegungen von Giovanni Pico della Mirandola (1496/1990), der im Kontext von Würdebetrachtungen fast immer und gern auch ausschließlich zitiert wird. Frauen in der Aufklärung wie Caroline Schlegel waren vielen Männern eine würdige Gesprächspartnerin (vgl. z. B. Appel, 2013). In unserer Zeit gibt es zahlreiche bedeutende Philosophinnen, deren Überlegungen mir ebenso wichtig erscheinen wie die ihrer männlichen Kollegen. Weibliche Perspektiven weitgehend auszuklammern, erscheint mir entwürdigend, egal, in welchem Kontext. Wir sollten daher dem Subjekt psychotherapeutischer Theorien und Handlungsanweisungen ein Geschlecht geben!

2 Eine psychotherapeutische Ethik der Würde

Würde sollte in unserem therapeutischen Bewusstsein einen Platz finden im Sinne einer Haltung, mit der wir unser Tun hinterfragen und ihm einen Rahmen verleihen. Wir Psychotherapeutinnen und -therapeuten können uns nicht zurücklehnen und behaupten, in der Psychotherapie gebe es so gut wie keine Würdeverletzungen. Wie Ärztinnen und Ärzte arbeiten wir zwar zum Glück in einem Bereich, in dem es um Fragen der Humanität geht, aber unbeeinflusst von gesellschaftlichen Missständen sind wir nicht, weder im Außen noch im eigenen Innern. Und vor Selbstüberschätzung sind wir genauso wenig gefeit wie alle anderen Berufe, in denen mit Menschen gearbeitet wird. Dazu trägt auch eine patriarchal-paternalistische Tradition unseres Fachs bei, die bei Weitem nicht als überwunden betrachtet werden kann.

Das Thema Würde sollte in Lehrbüchern der Ethik der Psychotherapie einen gebührenden Platz einnehmen, und es gehört in die Ausbildung integriert. Nur so kann sich ein sicheres Bewusstsein dafür bilden, sodass wir uns bei unserem Tun darauf beziehen können.

2.1 Was sollte unter Würdegesichtspunkten zu einer psychosozialen Begleitung von Geflüchteten gehören?

Daniel Kehlmann (2018), Sohn eines Holocaust-Überlebenden, sagt uns: »Nicht vergessen, was passiert ist, das heißt eben nicht nur, an Jahrestagen in Konzentrationslagern schöner Musik zu lauschen. Es heißt auch, Menschen helfen, die Hilfe brauchen, auch wenn sie eine andere Religion haben, eine andere Kultur, andere Sprache, andere Hautfarbe, und zwar im Angedenken an die Vertriebenen und die Toten unseres eigenen Landes vor noch nicht langer Zeit« (o. S.). Man könnte auch sagen, wir sollten aus unserer Geschichte lernen und danach handeln.

Und ergänzend dazu eine flammende Äußerung einer Politikerin: »*Am Umgang mit Geflüchteten zeigt sich, wie es um die Würde des Einzelnen steht.* In Deutschland sieht die Bilanz erschreckend aus. Am Umgang mit Flüchtlingen zeigt sich, ob menschenrechtliche Garantien in Deutschland und Europa funktionieren. Nichts anderes meint ›Universalität‹ der Menschenrechte. Nichts anderes meint der erste Satz des ersten Artikels der Allgemeinen Erklärung der Menschenrechte: Alle Menschen sind frei und gleich an Würde und Rechten geboren. Dieser Satz ist auch im 70. Jubiläumsjahr der Verabschiedung der Menschenrechtscharta so einfach wie revolutionär. Wir sollten alle dafür einstehen – und zwar kompromisslos« (Bause, 2018, o. S.; Hervorh. L. R.).

In der Psychotherapie – kompromisslos – für Menschenrechte einzustehen, bedeutet zunächst, dass wir uns erlauben, uns von ethischen Gesichtspunkten leiten zu lassen. Freud beispielsweise war eher der Meinung, dass Ethik in der Psychotherapie nichts zu suchen habe (vgl. Safran, 2003). Das sollten wir heute anders sehen! Und ein weiterer mir wichtiger Punkt ist Geschlechtergerechtigkeit. Das bedeutet gleiche Rechte *und* Beachtung geschlechtsbedingter Bedürfnisse ohne Gleichmacherei. Und dass wir uns so gut wie möglich gegen Missstände auf diesem Gebiet laut äußern und Veränderungen fordern. Wenn Forderungen nicht anerkannt und umgesetzt werden, bedeutet das nicht, dass sie sinnlos sind. Warum sollten wir uns einschüchtern lassen, denn wir wissen, dass beispielsweise Unterkünfte für Geflüchtete teilweise unwürdig sind und erneut traumatisieren.

Heute gibt es immerhin Ethikkommissionen der Fachverbände, die sich jedoch eher mit missbräuchlichem Verhalten von Psychotherapeutinnen und -therapeuten befassen, was ohne Zweifel sehr wichtig ist! Der Gedanke jedoch, dass es um das »kleine Gute« unter ethischen Gesichtspunkten genauso geht, scheint nicht allzu verbreitet.

Unter dem »kleinen Guten« verstehe ich etwas, das sich – neben dem »großen Guten« des Grundgesetzes – in jeder therapeutischen Begegnung ständig zeigt: Jedes Wort, das wir äußern wollen, sollten wir im Interesse unserer Patientinnen und Patienten »auf die Goldwaage« legen, uns also nicht allein von Schulen leiten lassen, mit dem, was wir sagen (wollen), sondern von einer ethischen Grundhaltung, die fordert, »niemals zu schaden«. Das ist eine Herausforderung. Man mag mir entgegnen, dass Patientinnen und Patienten ja oft genug gar nicht wissen, was ihnen guttut, und man ihnen daher zu ihrem Glück verhelfen müsse. Dem widerspricht allerdings die Psychotherapieforschung seit geraumer Zeit. Hier wird beispielsweise empfohlen, »von Moment zu Moment« (z. B. Norcross u. Lambert, 2018, S. 310) Feedback von der Patientin bzw. dem Patienten zu erbitten bzw. den jeweiligen Reaktionen zu entnehmen – und dieses Feedback sehr ernst zu nehmen und der Patientin bzw. dem Patienten mehr zu folgen, als viele von uns es erlernt haben. Damit geht eine an Würde orientierte Haltung einher. Zum »kleinen Guten« gehören aber auch Bemühungen um menschenwürdige Verhältnisse bzw. dass wir nicht müde werden, dafür unsere Stimme zu erheben.

Michael Eigen, einer der einflussreichsten zeitgenössischen amerikanischen Psychoanalytiker, beschreibt es so: »Actually, I don't believe in therapy. Therapy is a path, a dedication, a search. […] The word ›Treatment‹ is not right as well. Inappropriate. *There are other words I like: ›to foster,‹ ›to encourage‹«* (Eigen u. Kaniel, 2013, o. S.; Hervorh. L. R.).

Ähnlich äußerte sich in den 1990er Jahren der Züricher Psychiater Christian Scharfetter in einem Artikel zum Thema »Eros therapeutikós« (1993) über die Notwendigkeit des »dienstbar« Seins (S. 258). Es scheint mir sehr wünschenswert, dass dies heute noch denkbar ist und wir sogar trotz Spott danach handeln. Eros therapeutikós und Dienstbarsein sollten uns immer noch etwas bedeuten.

Auf die Frage »Was ist ein guter Chirurg?« antwortet Christian Friedrich Vahl (2014), einer der führenden Chirurgen Deutschlands: »Ein guter Chirurg ist nicht ein fanatischer Diener einer imaginären Göttin namens ›Chirurgie‹ […], sondern ein Mensch, der seine Meisterschaft von anderen Meistern erworben hat und diese im Dienst der Patienten mit Augenmaß einsetzt« (o. S.). Demnach sollten auch Psychotherapeutinnen und -therapeuten nicht fanatisch einer Göttin »psychotherapeutische Methode X« oder ausschließlich dem Gott der »evidence based medicine« dienen, sondern es sollte ihnen um einen Dienst mit Augenmaß am leidenden Menschen gehen, unter Wahrung seiner Würde. Im Sinne des »Dienstbarseins« sollten sie *Mitgefühl als Grundhaltung* mitbringen, um leidende Menschen gut begleiten zu können. Techniken scheinen hierzu weniger geeignet, vor allem, wenn Beziehungsfaktoren außer Acht gelassen werden; dann geht es schnell ums Richtigmachen und die Unterwerfung von Methoden statt um die Resonanz mit dem anderen Menschen. *Techniken sollten,* so möchte ich das jetzt formulieren, *dem Dienstbarsein-Können dienen.* Wenn Techniken die Herrschaft übernehmen, haben Mitgefühl, Würdeorientierung und das Trösten verloren. *Unter Mitgefühl wird Einfühlung, also Empathie, verstanden sowie die Bereitschaft, Hilfreiches zu bewirken und danach zu handeln. Trost zu spenden kann als eine Form tätigen Mitgefühls begriffen werden.*

Für Trost und Trösten hat sich bekanntlich der Auschwitz-Überlebende Viktor Frankl (1946/1975) ausgesprochen: »Der Einwand, die Psychotherapie habe nicht zu trösten – auch dort nicht, wo sie [...] nicht mehr heilen kann – verfängt nicht« (S. 231). In der Psychotherapie hatte das Trösten nicht immer unbedingt einen hohen Stellenwert, teilweise war es regelrecht verpönt. So zu trösten, dass der andere Mensch sich gesehen fühlt, erfordert Feinfühligkeit und Einstimmung. Je schwerer ein Mensch verletzt ist, desto schwerer kann es fallen, sich einzustimmen, also Empathie aufzubringen. Es geht daneben auch darum, zu lernen, sich als tröstende Person – und vielleicht sogar zuerst! – selbst zu trösten, was viele Menschen gar nicht können. Sich vorzustellen, dass man sich selbst in den Arm nimmt und liebevoll mit sich selbst spricht, scheint vielen merkwürdig.

Jerome Frank (1961/1981) wusste noch um einen weiteren Faktor, nämlich Hoffnung. Das heißt wohl, dass wir Hoffnung ermöglichen und nähren sollten.

Rupert Neudeck (2007), der Initiator der Cap Anamur, sah – in Anlehnung an Albert Camus' Buch »Die Pest« (1947/1997, S. 236) – das häufige Scheitern von Hilfe darin begründet, »daß wir uns nicht schämen, allein glücklich zu sein. Sondern daß wir dieses Glück inständig und egozentrisch festhalten« (S. 293). Neudeck selbst hat verstanden, was Mitgefühl ist: Einfühlung zusammen mit dem Wunsch, etwas Heilsames zu bewirken und das dann auch zu tun.

Bei unserem Umgang mit Patientinnen und Patienten kann es helfen, wenn wir Erfahrungen darin haben, was es bedeutet, krank und leidend zu sein. Ich erlebe es immer wieder, dass Kolleginnen und Kollegen Empfehlungen erbitten, wie man mit Patientinnen bzw. Patienten umgeht, und irritiert sind, wenn ich sie zur Selbsterfahrung einlade. Erst in ihr wird umfassend begreifbar, was es bedeutet, Erfahrungen von Leiden und Krankheit ausgeliefert zu sein und sich hilflos zu fühlen.

Mitgefühl hat in der Heilkunde, wenn sie Heilkunst ist, einen Platz, wenn auch eher nicht explizit oder mit anderen Worten beschrieben. Auch ist die Qualität von Mitgefühl teilweise in unseren Worten Barmherzigkeit und Nächstenliebe enthalten. »Therapeutische Liebe«, so Scharfetter (1993, S. 258 f.), »gibt Herberge in den Stürmen des Lebens, Schutzhütte, Refugium in den Erdbeben der Existenz«. Das ist Mitgefühl, auch wenn das Wort hier nicht vorkommt.

Der Freiburger Medizinethiker Giovanni Maio untertitelt sein Buch »Den kranken Menschen verstehen« (2015) mit »Für eine Medizin der Zuwendung«. Dies könnte ebenso gut heißen »für eine Medizin des Mitgefühls«. Maio (2015) wird nicht müde, zu erläutern, wie dringend Patientinnen und Patienten Zuwendung benötigen und wie wenig ihnen mit einer Reduktion auf Methoden gedient ist.

Die Achtung vor der Menschenwürde fordert uns zum bedingungslosen Eintreten für die leidenden Anderen auf. Allerdings nur, solange wir unsere eigenen Grenzen ebenfalls respektieren. Diese eben genannten Faktoren sollten ergänzt werden durch ein Verstehen psychosozialer, die Würde beeinträchtigender Gegebenheiten, wie ich sie hier mehrfach beschreibe. Das erfordert Mut. Ich habe die Erfahrung gemacht, dass klare Worte unsererseits manchmal hilfreich sein können, beobachte aber in den letzten Jahren – wie der Bericht einer Kollegin deutlich macht (siehe im Folgenden) –, dass uns häufig nicht mehr zugehört wird. Das heißt, dass sich die Bedingungen für psychosozial Tätige im Vergleich zu den 1980er, 1990er und den frühen 2000er Jahren gewiss verschlechtert haben. Es geht für uns Fachkräfte um innere Unabhängigkeit und den Mut zur Menschlichkeit, auch und gerade angesichts der zunehmend stärker technisierten Welt und gnadenlos fortschreitender neoliberaler Einstellungen.

2.2 Unser Blick ist heute oft durch Technikregeln verstellt – das muss nicht sein

»Es gilt«, so Maio (2016), »die Haltung zu den Dingen neu zu erlernen, die Haltung der Achtung, die Haltung des Staunens, die Haltung des begierdefreien Betrachtens, die Haltung der Wertschätzung des So-Seienden« (S. 10). Es ist höchste Zeit, dass wir die uns gegebenen Möglichkeiten wertschätzen, nämlich die Gespräche, und uns genau dafür Zeit nehmen und sie uns nicht nur nicht nehmen lassen, sondern sie auch verteidigen. Oft mag es außerdem darum gehen, unsere Gesprächspartnerinnen bzw. -partner so sein zu lassen, wie sie sind, sie also zu respektieren in ihrem So-Sein und ihnen damit zu vermitteln, dass wir ihre Würde zu achten bereit sind (vgl. Reddemann, Joksimovic, Kaster u. Gerlach, 2019).

Immerhin haben wir noch die Freiheit, uns in unseren Gesprächen ganz auf das gemeinsame Erleben zu konzentrieren. Auch dies sollten wir uns niemals nehmen lassen! Denn durch das miteinander Sprechen und einander Zuhören zeigt sich, dass wir bereit sind, für die andere bzw. den anderen da zu sein.

Wir können Geflüchteten vermitteln, dass es uns ein wirkliches Anliegen ist, ihnen mit Respekt und Takt zu begegnen. Takt hat immer mit Zurückhaltung, mit Rücksicht, letztlich mit Fürsorge zu tun. Dies alles können wir jederzeit großzügig geben. Niemand kann uns daran hindern!

Verschiedentlich empfand ich Aristoteles' Begriff der »Phronesis« als hilfreich. So auch, wenn wir uns um Geflüchtete kümmern. Damit ist nämlich eine handlungsbezogene Weisheit gemeint, also keine theoriegeleitete, sondern eine aus der Begegnung mit einem einzelnen Menschen und vorhandenem Wissen immer wieder aufs Neue entwickelte Weisheit. Somit verbindet Phronesis Wissen und Können als praktisches Handeln. Ähnlich sprach Kant von praktischer Urteilskraft. Diese Gedanken können wir für unsere Arbeit mit Geflüchteten gewiss zur Verfügung stellen, und das ist nicht nichts!

Wenn wir dann noch den Mut haben, um der Würde willen uns so tatkräftig wie möglich für diejenigen, die wir begleiten, einzusetzen, haben wir einiges getan. Dass dies häufig nicht genug ist, führt zu schmerzhaften Erkenntnissen über eigene und kollektive Grenzen. Dennoch müssen wir nicht resignieren.

Fulbert Steffensky (2007) meint, zur Würde gehöre die Fähigkeit, sich zu ändern und den Bruch mit sich selbst zu wagen. Es ist an jedem einzelnen Menschen, diesen Satz mit Leben zu füllen. Selbst wenn uns die Angst zuflüstere, uns lieber tot zu stellen, uns ins Offene zu wagen! Aus meiner Sicht darf unser Haus über Jahrzehnte gewachsen sein, doch immer wieder wurden neue Räume angebaut. Neue Erkenntnisse, nicht zuletzt aus der Psychotherapieforschung, machen uns Mut zu freundlichen, warmherzigen Kontakten mit unseren Patientinnen und Patienten, und Mut, heute weniger Brauchbares über Bord zu werfen.

Der Philosoph Volker Gerhardt formuliert in seinem kürzlich erschienenen Buch »Humanität – Über den Geist der Menschheit« (2019) einladend, welche Geisteshaltung uns begleiten kann: »Versteht man ›Welt‹ als das Ganze eines erfahrenen und erfahrbaren Lebensraums, ist es keine Übertreibung davon zu sprechen, dass der Mensch nunmehr die Verantwortung für seine Welt zu tragen hat […]. Denn Verstand, Vernunft und Urteilskraft gebieten ihm, die Voraussetzungen und Folgen seines Tuns zu beachten und dabei das Ganze, das ihm das Leben, das Glück und die Hoffnung ermöglicht, im Blick zu behalten [...]. Auch der Respekt vor dem, was er nicht versteht, gehört dazu – selbst wenn es nur einem Teil der Menschheit bedeutsam erscheint« (S. 51 f.).

Ich bin überzeugt, dass wir bei der Arbeit mit geflüchteten Menschen den Würdebegriff nicht nur unbedingt benötigen, sondern mehr denn je mit Herz und Verstand verteidigen sollten. Das heißt, wir sollten uns bei allem, was wir tun, sehr bewusst die Frage stellen, ob unser Tun mit der Würde unserer Patientinnen bzw. Patienten – und unserer eigenen – vereinbar ist und eben nicht nur, ob wir mit ihnen und uns wertschätzend umgehen.

Würde betrachte ich als ein Thema der Ethik und möchte es somit als Ergänzung in der Ethikdiskussion verstanden wissen, denn wir gewinnen tieferes Verstehen, wenn wir Würde explizit als Grundlage unserer Arbeit verwenden. Im psychotherapeutischen Diskurs erscheint mir das Thema zu wenig sicher verortet. *Begreifen* wir überhaupt Sachverhalte, für die wir keine *Begriffe* haben?

Albert Schweitzer (1954/1966) ließ der Gedanke der Ehrfurcht vor dem Leben nicht mehr los. Und er war Arzt genug, um zu wissen, dass seine Forderung nach Ehrfurcht vor dem Leben einem Ideal entsprach. Diese Ehrfurcht vor dem Leben kann man auch begreifen als eine Orientierung an der Würde von allem, was lebt. Schweitzer beschreibt die Ehrfurcht als eine Herausforderung an unser Denken und Fühlen und als deren Motor. Wie wir mit geflüchteten Menschen konnte Schweitzer mit seinen Schwerkranken erleben, dass sie leben wollten. Leben wollen heißt auch in Anerkennung der eigenen Würde leben können. Und »Leben« sollte dabei mehr sein als ein Dach über dem Kopf und etwas zu essen und zu trinken, also ein »gutes Leben«.

In Supervisionen begegnen mir regelmäßig Fragen nach dem *Machen,* aber sehr selten Fragen nach dem »mit der Patientin bzw. dem Patienten *Sein*«. In manchen Psychotherapien werden trotz guten Willens der Behandelnden die Patientinnen und Patienten mit ihrem je Eigenen unterdrückt. Das führt zu keinem »guten Leben« und ist darüber hinaus entwürdigend.

Nach meiner Überzeugung ist Heilung nicht allein durch das Bewusstmachen von Schmerz möglich. Ein Bewusstsein von Würde kann beiden an der Interaktion Beteiligten Halt geben und eine Unterstützung sein, ein Silberstreif am Horizont, auf den wir gemeinsam zustreben können, ja sogar ein Heilmittel (neben anderen).

Es geht auch um eine Metaperspektive, die Orientierung zu geben vermag; denn Würde kann mit unserem psychotherapeutischen Denken allein nicht erfasst werden. Letztlich sind wir ja, wie alle Menschen unseres Gemeinwesens, der Würde verpflichtet, schon weil sie als Artikel 1, als Basis für alle anderen Gesetze, in unserem Grundgesetz verankert ist. Sollten wir sagen, dass dies mit Psychotherapie nichts zu tun hat? Ich beziehe mich hier gern auf Erich Fromm (1947/1954), der betonte, dass Psychotherapie ethische Fragen zu berücksichtigen habe.

Alle, die dieses Buch lesen, möchte ich einladen, selbst ihren Umgang mit Würde in den Blick zu nehmen. In einer Zeit, in der die Vorsitzende der CDU die Meinungsfreiheit infrage stellt (u. a. Deutscher Journalisten-Verband, 2019), kann der Eindruck entstehen, dass unser Grundgesetz beliebig und Artikel 1 nur für uns Deutsche anzuwenden sei, aber eigentlich nicht für Geflüchtete. Artikel 1 mit seinem Ewigkeitswert gilt aber noch immer und für alle!

Wir kommen nicht umhin, wie bereits Paul Parin (u. a. 1978) und die Ethnopsychoanalytiker in den 1980er Jahren, auch auf Umweltfaktoren einzugehen.

Empörungen über Missverhältnisse, die mit einem Streben nach Gerechtigkeit zu tun haben, können deutlich machen, dass es auch so etwas wie eine Würde des Zorns gibt. So ist die Zurkenntnisnahme gesellschaftlich bedingter Würdeverletzungen unerlässlich, wenn wir unseren geflüchteten Patientinnen und Patienten beistehen wollen. Wir erfahren von Geflüchteten viel über Unmenschlichkeit in einem Ausmaß, das sich viele von uns kaum vorstellen konnten. Das Wort Unmenschlichkeit ist aus meiner Sicht allerdings problematisch, weil es ja Menschen sind, die anderen Menschen Leid zufügen. Wir nennen das unmenschlich und suggerieren damit, Menschen seien nicht so. Leider ist zur Kenntnis zu nehmen, dass Menschen *auch so* sein können.

Es sollte uns konkret immer wieder um Würde allgemein, Würde und Psychotherapie sowie um Würde von Geflüchteten als schwer traumatisierten Menschen gehen. So unternehme ich später den Versuch, einige Möglichkeiten dafür zusammenzutragen, wie wir Schmerz und Hass begegnen können. Zunächst widme ich mich aber Überlegungen zur Autonomie derjenigen, die Geflüchtete begleiten.

2.3 Die Autonomie der Begleitenden

Wie kann behördlichen Missständen und professionellen Fehleinschätzungen begegnet werden? Mit Mut, sich über übliche Vorschriften und Empfehlungen hinwegzusetzen, falls es die Würde der Betroffenen gebietet, um so hilfreich sein zu können, wie es wünschenswert erscheint.

Gefragt sind mutige, autonome Entscheidungen von Begleitenden und Behandelnden sowie Kreativität. Hier beziehe ich mich auf Überlegungen, die ich mit Christian Gerlach, Lilijana Joksimovic und Simone Kaster für eine gemeinsame Arbeit (Reddemann et al., 2019) in langen Gesprächen angestellt haben. Es geht uns dort konkret um die Autonomie der Begleitenden, die sich aktiv dafür entscheiden, sich über Psychotherapie hinaus für Geflüchtete zu engagieren, was nicht selbstverständlich ist, weil der professionelle Druck, sich an bestimmte Regeln zu halten – also »nur« Psychotherapie zu machen, wie sie hierzulande verstanden wird –, stark ist. Es gilt jedoch oft, viel mehr zu berücksichtigen, insbesondere die psychosoziale Situation von Geflüchteten. In unserem gemeinsamen Buch »Trauma ist nicht alles« (Reddemann et al., 2019) halten wir daher fest:

»Ein Verständnis des psychotherapeutischen Berufes über Professionsgrenzen hinweg ermöglicht in der Therapie mit geflüchteten Menschen oftmals deutliche Veränderungen der psychischen Symptomatik. Insbesondere kann durch die Weitergabe psychotherapeutischen Fachwissens, das ausdrückliche und informierte Einverständnis der Geflüchteten stets vorausgesetzt, manch krisenhafter Entwicklung vorgebeugt werden. Unserer Meinung nach sollte nicht unterschätzt werden, über wie viel exklusives Wissen Behandlerinnen hinsichtlich ihrer Patienten verfügen, welches an der richtigen Stelle Entscheidungsprozesse deutlich verbessern und erleichtern kann. Allein der Grad der Informiertheit, welcher durch gute Übersetzung und die Zeit zuzuhören und nachzufragen entsteht, kann in entsprechende Entscheidungsprozesse eingebracht, relevante heilungsfördernde Rahmenbedingungen entstehen lassen. Häufig hält uns die Sorge, von Simulanten getäuscht oder dem Vorwurf des Gefälligkeitsgutachtens ausgesetzt zu werden, davon ab, unser Wissen in klaren Worten zu kommunizieren. Selbstverständlich lohnt es auch deshalb, sich bei Unsicherheiten fachspezifisch weiterzubilden. Der Rückgriff beispielsweise auf die Standards zur Begutachtung psychisch reaktiver Traumafolgen (in aufenthaltsrechtlichen Verfahren) (SBPM), Gutachtenstandards, welche zu ebendiesem Zweck von einer fachkundigen Arbeitsgemeinschaft definiert wurden, kann helfen, Stellungnahmen und Gutachten professioneller und fachkompetenter zu verfassen. Andererseits sind wir der

Meinung, dass bereits eine gute klinische Kenntnis traumareaktiver Störungen und eine kritische Fremdanamnese, beispielsweise mit Angehörigen, Begleitern, Wohneinrichtungen etc. einen verlässlichen Eindruck vermitteln können, ob eine authentische psychische Störung vorliegt oder nicht. Entscheidungsträgern unser Wissen über diese Störungen anzubieten und dieses so aufzuarbeiten, dass es auch verstanden werden kann, macht in vielen Fällen einen entscheidenden Unterschied. So sind nach unserer Erfahrung gerade die Besonderheiten traumareaktiver Erinnerungsprozesse in juristischen Kreisen kaum bekannt, und viele Traumatisierte werden als Lügner verkannt, weil sie keine stringenten und anschaulichen Erzählungen ihrer schrecklichsten Erlebnisse vorbringen können. *Wenn wir derartige relevante Informationen den Entscheidungsträgern beispielsweise asylrelevanter Fragen vorenthalten, sollten wir uns bewusst machen, dass die Entscheidungen dann auf einer erheblich schlechteren Grundlage getroffen werden und diese die psychische Symptomatik unserer Patienten teils erheblich weitreichender beeinflussen, als gute Psychotherapie dies vermag.* Umgekehrt vermag eine Psychotherapie, die den Mut findet, auch über den eigenen professionellen Tellerrand zu schauen und entsprechend zu handeln, bedeutsame und zuvor ungenutzte heilsame Kräfte frei[zu]setzen. […] *In einigen Fällen gehört es daher aus unserer Sicht zur Aufgabe als Therapeutin, auch Bescheinigungen und Stellungnahmen zu schreiben, denn oft haben unsere Bescheinigungen bei Behörden doch Einfluss, und wir können etwas erreichen, wenn wir z. B. aufgrund der psychischen Verfassung für unsere Klienten eine Verlängerung des Aufenthaltes oder Einzelunterbringung erwirken. Dies verstehen wir als an die sozio-kulturelle und gesellschaftliche Realität des Patienten angepasste psychotherapeutische Arbeit. Dabei kommt der Wahrung der Autonomie in der Therapie durch Transparenz und Ernstnehmen der Lage des Klienten eine große Bedeutung zu. Auch konkrete Empfehlungen können hilfreich sein*« (S. 113–115; Hervorh. L. R.).

Gemeinsam kommen wir, die Autorinnen und Autoren, hier zu folgendem Schluss: »Die verständliche Weitergabe unseres Fachwissens um die Auffälligkeiten und Besonderheiten unserer Patientinnen kann vielen Entscheidungsträgern helfen, fundiertere Entscheidungen zu treffen [...]. Oft verbessert es die therapeutische Beziehung, wenn die Patienten erleben, dass sie uns auch aktuell belastende Dinge in die Hände legen können, ohne abgewiesen zu werden« (S. 115).

Hilfe in der »konkreten Welt«, sprich in der äußeren Welt, ist für Psychotherapeutinnen bzw. -therapeuten ungewöhnlich und ungewohnt, teilweise regelrecht verpönt. In Institutionen ist geregelt, dass die einen dies und andere jenes zu tun haben, und man sich dabei möglichst nicht in die Quere kommt. Was aber geschieht, wenn es niemanden gibt, dem man in die Quere kommen könnte? Ist es dann noch vertretbar, Klientinnen wie Klienten ihrem Schicksal zu überlassen und zu riskieren, dass sie genau deshalb von einem bestimmten Angebot, hier der Psychotherapie, nicht profitieren können? Weil die Alltagswidrigkeiten derart überhandnehmen oder so im Vordergrund stehen, dass therapeutisches Arbeiten nicht möglich ist? Kann dann ein therapeutisches Angebot sogar entwürdigend sein? Sicher können hier immer nur Entscheidungen in der jeweiligen sehr individuellen Begegnung getroffen werden.

Es geht also um ein Erkennen und Handeln unter Bezugnahme auf die menschlichen Bedürfnisse derjenigen Personen, für die wir Verantwortung übernehmen. Und um die Ermöglichung von Erfahrungen, in denen sich leidende Menschen als würdevoll, sprich als autonom handelnd und respektiert, erleben können. Dazu ist unsererseits ein Wille erforderlich, uns in professionellen

Kontexten klar und gegebenenfalls auch gegen übliche Annahmen, wie Psychotherapie gemacht werden »darf«, hinwegzusetzen, uns also unserer Würde entsprechend autonom zu verhalten. Unter dem Aspekt von Würde heißt dies, dass Handlungen, die die Würde der Patientinnen bzw. Patienten oder Klientinnen bzw. Klienten beschädigen können, von uns nicht mitgetragen werden sollten. Oder dass wir uns dem zumindest so gut wie möglich widersetzen.

2.4 Blicke über den Zaun der Psychotherapie

»Der Mensch hat nicht zwei verschiedene Seelen, die eine, um zu singen und zu suchen, die andere, um zu handeln; die eine, um die Schönheit zu fühlen und die Wahrheit zu erfassen, die andere, um die Brüderlichkeit zu fühlen und die Gerechtigkeit zu erfassen. Wer diese Aussicht betrachtet, fühlt sich von einer unbezwingbaren Hoffnung getragen. Der Mensch möge sein Endziel betrachten, seinem Schicksal sich anvertrauen und es wagen, seine Kraft zu gebrauchen. Wenn er zweifelt und den Mut sinken läßt, dann mag er an die *Menschheit* denken« (Blum, 1945/1948, S. 132; Hervorh L. R.).

Gerechtigkeit, so sagt uns Léon Blum (1945/1948) mit diesen Worten, ist immer mit der Anerkennung von Würde verbunden. Bei Sorgen und Entmutigung solle der Mensch an die Menschlichkeit – aber auch an die Menschheit, denn im Französischen bedeutet »humanité« beides – denken. Blums Haltung erscheint mir als ein Beispiel für würdevolles Handeln in dunkler Zeit. Meine daran anschließende Hypothese lautet: All diejenigen, die Geflüchtete begleiten, können mit genau diesem Wissen um das Verbundensein mit allen Menschen sowie Menschlichkeit im Sinne menschenwürdigen Handelns ihren Geist schärfen und die Seele stärken.

1872 in einer bürgerlichen jüdischen Familie geboren, war Léon Blum dreimal französischer Premierminister, das dritte Mal 1946, nachdem er den nationalsozialistischen Terror überstanden hatte. Eine »große menschliche Würde« wurde ihm als altem Mann 1946, als er noch ein drittes Mal französischer Ministerpräsident wurde, in dieser Zeit zugesprochen (Dewitz, 1946, o. S.). Er habe auch in Deutschland Sympathien gewonnen, die nichts mit politischer Einstellung zu tun hatten. Was Blum (1945/1948, S. 132) mit den verschiedenen Seiten der einen, unteilbaren Seele umschreibt, hat er gelebt. Er studierte Jura und Literatur, schloss die Studiengänge ab und beschäftigte sich mit beidem. So arbeitete er als Jurist für die Regierung und wurde einer der bedeutendsten damaligen Literaten und ein großer Politiker Frankreichs in schwierigen Zeiten. Blum wurde von den Nationalsozialisten ins KZ Buchenwald deportiert. Dort wurde er 1945 mit anderen Häftlingen befreit.

Blums Leben bestätigt eine uralte Botschaft – die des Propheten Hesekiel, der davon sprach, dass das »neue Herz« und der »neue Geist« unser Herz aus Stein ersetzen sollten.[4] Fulbert Steffensky (2010) titelt: *»Zur Würde gehört die Fähigkeit, sich zu ändern, den Bruch mit sich selbst zu wagen«* (Hervorh. L. R.) und fährt unter Verweis auf Hesekiel fort, dass »alle Würdezumutungen … mit der Notwendigkeit, sich zu unterbrechen [rechnen]. ›Ein zerschlagenes Herz wirst du, Gott, nicht verachten‹, heißt es im 51. Psalm. Das ›zerschlagene Herz‹ ist das Herz des Menschen, der den Bruch mit sich selber gewagt hat« (Steffensky, 2010, o. S.).

---

4 Hesekiel 36/26: Und ich will euch ein neues Herz und einen neuen Geist in euch geben und will das steinerne Herz aus eurem Fleische wegnehmen und euch ein fleischernes Herz geben.

Ich übersetze das für mich so: Ja, es bricht mir das Herz, wenn ich Geschichten von und über Geflüchtete lese oder schwer leidende Menschen begleite. Und es ist mir wichtig, das geschehen zu lassen und nicht zum Herz aus Stein zurückzukehren.

Es ist mitfühlend, zu bedenken, dass neue Wege zu gehen dort, wo einem häufig genug keine Orientierung an sinnvollen professionellen Regeln zur Verfügung steht, Angst machen kann. Daher benötigt diese Arbeit oft genug den Halt in einer Gruppe, wo diese Angst gemeinsam ausgehalten und Trost gegeben wird.

Wir haben jahrtausendealte Traditionen und ermutigende neue Denkweisen, die uns an unsere Würde, unsere Größe erinnern und daran, dass Herzen aus Stein sich verwandeln können. Es geht um beides: die Angst – insbesondere vor dem, was oft das »Fremde« genannt wird – und ihre Folgen sowie das mutige Herz, das neues Denken und Handeln ermöglicht.

Im Vorwort zu ihrem sehr lesenswerten Herausgeberband »So schaffen wir das – eine Zivilgesellschaft im Aufbruch« (Schiffauer, Eilert u. Rudloff, 2017a) schreiben Werner Schiffauer, Anne Eilert, Marlene Rudloff (2017b): »Zunächst einmal gilt es in der heutigen politischen Situation, in der rechtspopulistische Kreise *zunehmend auf Angstmache und Verunsicherung* (Hervorhebung L. R.) setzen, konkrete Beispiele dafür zu geben, dass Integration und Inklusion gelingen kann und gelingen wird, wenn Politik und Zivilgesellschaft zusammenarbeiten. In einer Situation, in der politische Entscheidungsträger teilweise wieder häufig Zuflucht zu einer Politik der Abschottung, Eingrenzung und Kontrolle nehmen wollen, kann man zeigen, dass es Alternativen gibt, die nicht nur besser funktionieren und weniger soziale Spannungen erzeugen, sondern auch eher in der Tradition der offenen pluralen multikulturellen Gesellschaft stehen. Durch die Identifikation von Projekten, die in dieser Hinsicht wegweisend sind, soll der Raum des Denkbaren und Machbaren erweitert werden« (S. 10; Hervorh. L. R.).

Der Raum des Denkbaren und Machbaren setzt immer wieder das neue Herz und den neuen Geist, Kenntnisse, wie man mit den Herausforderungen umgehen kann, sowie Bereitschaft für einen würdeorientierten Umgang voraus.

Wenn es um würdevollen Umgang mit Geflüchteten geht, ist zu fragen, welche Voraussetzungen es dafür braucht und was diesem würdevollen Umgang entgegensteht. Ich gehe davon aus, dass wir nur, wenn wir das uns Fremde in uns selbst akzeptieren können, bereit sind, anderen Menschen mit Offenheit und Respekt vor ihrer Würde zu begegnen. Wenn wir uns selbst keine Würde geben, Härte im Umgang mit sich selbst für das oberste Gebot halten, dürfte es schwierig sein, barmherzig oder mitfühlend zu sein. Es ist allerdings nicht ausreichend, nur nach innen zu schauen. »Doch wenn wir sagen«, so Cinur Ghaderi (2018, S. 39), »der Fremde ist konstruiert und spiegelt nur eigene Ängste, ist das ohne die Analyse der Beziehungen zu diesen Fremden unzureichend. Der Fremde ist nicht nur Produkt meiner Selbsterfahrung und nicht nur verdrängtes Eigenes. Ein derart reduziertes Verständnis käme einer Funktionalisierung des Fremden für die psychische Stabilisierung des Selbst gleich.« Die »Beziehung zu diesen Fremden« (Rommelspacher, 1995, S. 147) sowie »die Geschichte der Beziehung und damit einhergehenden Machtverhältnissen« (Ghaderi, 2018, S. 39) muss ebenfalls zum Thema gemacht werden.

Für mich bedeutet dies spätestens seit 2015, dass wir die mehr oder weniger unbewussten Ängste bewusst machen und daran arbeiten sollten, die Gegenwart als das zu sehen, was sie ist. Keine leichte Zeit, aber auch keine Nachkriegszeit hierzulande, sondern eine Nachkriegszeit im konkreten und übertragenen Sinn für die Menschen, die Schutz suchend heute zu uns kommen. Dass wir ihnen das zubilligen, was Flüchtlingen nach Kriegsende zumindest von einigen mitfühlenden Menschen zugebilligt wurde, ist zu wünschen.

Geflüchtete sind »in der Tat in Unsicherheit«, folgert Ghaderi (2018, S. 38), »und sie erzeugen Unsicherheit und Ängste«. Für die meisten von uns, die wir seit Jahrzehnten in Sicherheit leben, könnte dies bedeuten, mitfühlend genau hinzusehen, zu prüfen, was wir projizieren. Und es könnte auch Zeit sein für Dankbarkeit als Gegengewicht für irrationale Ängste.

Schon seit Jahrzehnten stelle ich mir die Frage, wie es Menschen angesichts übermenschlicher – und unmenschlich anmutender – Herausforderungen gelingt, sich die eigene Würde zu erhalten. Und was uns, die wir begleiten und helfen wollen, zur Verfügung stehen sollte. Einiges davon möchte ich hier kursorisch nennen: das offene, also mitfühlende, Herz, Demut und Bescheidenheit, die Bereitschaft zuzuhören und zu antworten, integratives Denken, last but not least eine Ethik der Sorge (vgl. v. a. Maio, 2018).

Im Jüdischen Museum in Wien entdeckte ich an einer Wand einen Auszug aus dem erschütternden Gedicht »Die Stimme spricht« des vergessenen Dichters Karl Wolfskehl, der 1933 Deutschland verlassen musste und zu einem Geflüchteten wurde (Wolfskehl, 1934/1960, S. 128 f.). Dort ruft Wolfskehl völlig verzweifelt Gott an, weil er weder aus noch ein weiß. Er schildert seine tiefe Verzweiflung mit eindrucksvollen Bildern, wie er sich völlig allein fühlt und all seine Weisheit – er war ein sehr gelehrter Mann – ihm nicht weiterhilft. Er verleiht seiner Empfindung Ausdruck, als habe Gott ihn und alle jüdischen Menschen verlassen, als habe er sie »ausgespart«. Dieses Gedicht kann hier leider nicht abgedruckt werden, da die Rechtefrage nicht zu klären war, man kann es jedoch im Katalog des Jüdischen Museums nachlesen.

Die Leserinnen und Leser seien eingeladen, beides auf sich wirken zu lassen: den Gedanken der Größe und Würde, den dieses Gedicht ausstrahlt, und die Angst angesichts von lebensbedrohlichen Erfahrungen.[5] Wir bewegen uns immer wieder zwischen diesen Polen.

Karl Wolfskehl war ein universell Gebildeter, der das Schicksal der Flucht mehrfach auf sich nahm. Er war ein weltoffener Mann, dessen weitläufige Interessen uns Mut zu Neugier und Offenheit machen können. Heute ist Karl Wolfskehl als Dichter vergessen. Ich hatte noch nie von ihm gehört, ehe ich sein Gedicht, das mich sofort ergriff, entdeckte. Er zählte zum Kreis um Stefan George, galt aber auch »als Barock-Spezialist, Schwabinger Bohemien, jüdischer Hymniker« (Graf, 1999, o. S.). Er gehört zu den Letzten der Geistesgeschichte des 20. Jahrhunderts, »in denen deutsche und jüdische Tradition noch scheinbar unauflöslich miteinander verbunden sind. [...] Wegen seiner jüdischen Herkunft wurde er an den Rand gedrängt, symbolisch auch geographisch, nach Neuseeland, wo er die letzten Lebensjahre im Exil verbrachte« (Graf, 1999, o. S.). Wolfskehl (1946/1960) selbst formuliert sein Fremdsein im neuseeländischen Exil unter anderem in diesen Gedichtzeilen: »Ich friere wo im andern Ozean. / Fremd mut ich, muten mich die Menschen an« (S. 192). In einem seiner letzten Briefe schreibt er: »Ich habe nicht geschlafen. Ich habe viel durchgemacht« (Wolfskehl, 1946/1988, S. 907; vgl. auch Graf, 1999).

Unübersehbar hat Wolfskehl sehr viele verschiedene Traditionen und Begegnungen in sich aufgesogen, ohne Anstrengung, aber auch ohne das Bemühen, eine bestimmte Richtung zu verfolgen. Mit Martin Buber, dem jü-

5 Der Ethiker und Theologe Wilfried Haerle spricht von »Würde: Groß vom Menschen denken« (2010). Diese Formulierung empfinde ich als sehr ermutigend.

dischen Religionsphilosophen, verband ihn Freundschaft ebenso wie mit dem reaktionären Untergangsphilosophen Oswald Spengler. *Welch eine Weite und Offenheit!*

Der Archäologe Ludwig Curtius (1969) hat Wolfskehl im München der Jahrhundertwende so beschrieben: »Er erschien mir zuerst chaotisch, und ich fand mich in ihm nicht zurecht. Denn wenn er in ungehemmtem Redefluß zuerst ein mittelalterliches Gedicht vortrug, um von diesem auf ein indisches überzugehen, von diesem aber auf die Sappho kam und einige Verse aus der Ilias erläuterte, nachher aber Bemerkungen über Dostojewski hinwarf und, während ich mir dies überlegte, schon bei Mallarmé angelangt war, um zuletzt Georges Verse zu preisen und in bitteren Zorn über die Gegenwart auszubrechen, war das Zentrum schwer zu finden« (S. 19).

Aus meiner Sicht ist das eine eindrucksvolle Beschreibung dafür, dass auch in relativ sicheren Zeiten ein vermutlich kluger Mann es schwer aushalten kann, wenn er jemanden nicht ohne Weiteres einordnen kann. So entstehen rasch Urteile – »chaotisch«, »das Zentrum schwer zu finden« –, ohne (sich) zu fragen, ob die eigene Sicht eventuell eng sein könnte. Was auf einen Mangel an Offenheit und Neugier bei demjenigen schließen lässt, der den anderen beschreibt. Geschieht es nicht uns allen immer wieder, dass wir uns Unbekanntes rasch abzuwerten geneigt sind, statt auf den anderen bzw. die andere neugierig zu sein?

Karl Wolfskehls Lebensgeschichte und sein oben zitiertes Gedicht »Die Stimme spricht« machen auf beklemmende Weise deutlich, was Verfolgung und Heimatverlust bedeuten. Hier zeigen sich die Sehnsucht nach Geborgenheit und die Hoffnungslosigkeit, die bleiben kann, wenn es keinen Ausweg zu geben scheint, wenn die Empfindung von »Gottverlassenheit« alles dominiert. Und doch auch der Mut, um das eigene Leben zu kämpfen: Dass Wolfskehl von Deutschland nach Italien und von dort weiter nach Neuseeland ging, wo er 1948 starb, hat ihn sehr einsam gemacht. Er sah sich als Hiob: »Seitdem ich bin, leb ich, erfahr ich Hiob. Alles, was seitdem entstand, führte diesen Namen, oder, auch wo es abseits gewachsen scheint, ist es von ihm durchweht« (Wolfskehl, 1946/1988, S. 909).

Der Name Hiob steht für den leidenden Menschen, der sein Leiden nicht verstehen kann, denn er hat sich ja nichts zuschulden kommen lassen. Als er Gott fragt, warum er leidet, erhält er die Antwort, weil du ein Mensch bist. Das ist eine bittere Erkenntnis: Weil wir Menschen sind, leiden wir. Auch dies kann uns Würde geben: Dass wir die »condition humaine« anerkennen. Das bedeutet aber keinesfalls, dass Menschenrechtsverletzungen akzeptiert werden müssen; es gibt auch ohne sie genügend Leidvolles! Wir sollten die Menschenrechtsverletzungen erkennen, benennen und alles uns Mögliche tun, um denjenigen, die bei uns Hilfe suchen, so gut wie möglich auch unter Berücksichtigung der Würde zu begleiten. Für alle Heilkundigen ist auch die Deklaration von Genf mit dem Gelöbnis des Weltärztebundes Orientierung und immer noch aktuell.

Menschen haben im Übrigen auch ein Recht dazu, zu resignieren, aufzugeben, zu verzweifeln. Es gibt keine Pflicht, nicht zu verzweifeln! Und dennoch möchten viele Menschen Wege finden, auch angesichts schwerwiegender Kränkungen, Verletzungen und Not nicht aufzugeben. Diese Menschen kommen mit Hoffnungen zu uns und benötigen unseren Respekt vor ihrer Würde und ihrem Mut.

2.5 Würde bleibt trotz allem ein schwer zu fassender und herausfordernder Begriff

Es existieren verschiedene Definitionen des Würdebegriffs, zum Teil widersprechen sie einander. Ferdinand von Schirach gibt als Jurist mit seinem Buch »Die Würde ist antastbar« (2014) des Nachdenkens werte Impulse, denn: Würde wird leider fortwährend angetastet. Würdedefinitionen können verunsichern. Provozierend zählte Arthur Schopenhauer (1840/1860) die Würde »zu den hohlen Redensarten, den Hirngespinsten und Seifenblasen der Schulen, zu Principien, denen die Erfahrung bei jedem Schritte Hohn spricht und von welchen außerhalb der Hörsäle kein Mensch etwas weiß, noch jemals empfunden hat« (S. 588). Sollten wir also aufgeben? Ich nehme an, Schopenhauer wollte darauf hinweisen, dass der Würde nicht genügend Aufmerksamkeit und Achtung gezollt wurde und sie von daher eine »hohle Redensart« sei. Wenn ich betrachte, wie Artikel 1 unserer Verfassung inzwischen von einigen ausgelegt oder gar ignoriert wird, muss ich ihm Recht geben.

Wie bereits erwähnt, beschäftigten sich in der Renaissance viele Denkerinnen und Denker mit der Menschenwürde, die allerdings bis auf wenige Ausnahmen stets die Manneswürde meinte.[6] Giovanni Pico della Mirandolas Schrift »De dignitate homini« (1496/1990), also »von der Würde des Menschen/Mannes«, ist bis heute so bekannt geblieben, dass sie in verschiedensten Ausgaben und Übersetzungen erhältlich ist. In dieser Schrift konnte der damals 32-jährige Pico della Mirandola behaupten, die Würde sei etwas, was den nach geistigen Gütern strebenden Menschen auszeichne, während der, der dies unterlasse, der von Gott gegebenen Würde verlustig gehe und einem Tier gleich sei. Das Nachdenken über Würde war für ihn wie für viele vor und nach ihm eine Sache der freien Männer, auch weil er davon ausging, dass Frauen eben nicht nach geistigen Gü-

6 Ich verweise vor allem auf die Schriften der französischen Philosophin und Schriftstellerin Christine de Pisan, die in ihrem »Buch von der Stadt der Frauen« (1405/1990) davon sprach, dass auch die Werke von Frauen »Leitern sind, die in den Himmel führen« (S. 284).

tern strebten. So ist es für Immanuel Kant (1785/1969) die Vernunftbegabung des Menschen, die seine Würde erklärt, also ein menschliches Wesensmerkmal, das aber auch Kant wiederum nur Männern zuspricht. Würde ist nicht zuletzt deshalb über lange Zeit ein zwiespältiger Begriff gewesen. Und es ist aus meiner Sicht ein großer Fortschritt, sie allen Menschen gleichermaßen zuzusprechen.

So war noch Thomas Jefferson (1826) der Meinung, dass Sklaven nicht über unveräußerliche Menschenrechte und damit über Würde verfügten, weil sie »mehr Sinnesempfindung als Verstand« (»more of sensation than reflection«; o. S.; Übers. Rorty, 1991/2000, S. 241) besäßen, er argumentiert also ganz im Sinne Kants. Jefferson behauptete, die Sorgen von Sklaven gingen rasch vorüber. Er beschrieb sie als Menschen, denen Belastungen nichts ausmachten, die sich keine schwierigen Fragen stellten und sogar mit Tieren gleichzusetzen seien, weil sie einschliefen, sobald sie weder abgelenkt noch mit Arbeit beschäftigt seien.

Das erinnert an Äußerungen und häufig aufgegriffene Rechtfertigungen zur Unterdrückung von Menschen. Bis heute wird immer wieder damit argumentiert, dass ein Mensch nur dann Würde besitze, wenn er sie sich verdiene und verdienen könne, sie sich erarbeite, wobei in der Regel der »weiße Mann« als Würdemodell gilt. Dieser Auffassung treten zwar Philosophinnen wie Philosophen und auch unser Rechtssystem entgegen, indem sie davon ausgehen, dass Menschenwürde kein Gut darstellt, das man erwerben kann. Es verwundert jedoch nicht, dass bis in die heutige Zeit der Begriff der Würde als ein Recht für jeden Menschen bewusst oder unbewusst infrage gestellt wird, obgleich die Philosophie den Anspruch formuliert, nicht entwürdigt oder erniedrigt zu werden (vgl. Baumann, 2003, S. 28). Und dies, obwohl der Anspruch als gesetzt angesehen wird, ähnlich wie man sagen kann, dass Menschen, um zu leben, Nahrung brauchen.

Es ist in Betracht zu ziehen, dass der Würdebegriff nicht so fest in den Köpfen verankert ist, wie wir es uns wünschen. Und dass dies auch mit den patriarchalen Vorstellungen von Würde zusammenhängt. Ich werde mich später mit einigen tiefenpsychologischen Erwägungen dazu befassen, was es uns so schwer macht, uns selbst und anderen Würde zuzusprechen (vgl. Kapitel 3.2 und 3.3).

Ein bewussterer Umgang mit Würde wäre wünschenswert, und damit ein expliziter, nicht impliziter. So könnte in Bezug auf Geflüchtete als psychisch und auch physisch belastete Menschen eine gewisse Einschränkung des Blickfelds überwunden werden.

Zum aktuellen Würdebegriff gilt es zu bedenken, dass wir immer dann, wenn wir andere Menschen als Mittel zum Erreichen von Zwecken benutzen, gegen ihre Würde verstoßen. Die Würde des Menschen sei unantastbar, heißt es im deutschen Grundgesetz. Und dieses Gesetz fällt unter die »Ewigkeitsklausel«, das heißt, es darf niemals verändert oder gar abgeschafft werden, solange das Grundgesetz gilt. Tatsächlich wird die Würde aber dauernd angetastet, so müsste es eigentlich heißen, dass sie nicht angetastet oder angegriffen werden darf. *Allein dass ein Mensch ein Mensch ist, verpflichtet uns zum Respekt vor seiner Würde.* Und das ist relativ neu! Das Leben und Glück eines Menschen gegen das Leben und Glück anderer Menschen aufzurechnen, wie es heute in der Politik nicht ganz unüblich ist, ist demnach ein Würdeverstoß. In seinem Buch »Die Würde ist antastbar« erinnert Ferdinand von Schirach (2014) daran, dass Regierungen längst damit begonnen haben, »mit immer komplizierteren Konstruktionen […] diese völlig eindeutige Entscheidung für die Gleichwertigkeit der Menschen zu umgehen« (S. 13).

Ich lasse mich bei meinen Überlegungen für diesen Text von einigen Philosophen leiten, deren Gedanken mich überzeugt haben. Zum Beispiel von Peter Bieri und seinem Buch »Eine Art zu leben« (2013), der sich auf eine sehr originelle Art mit der »Vielfalt menschlicher Würde« auseinandersetzt. Ralf Stoecker geht in seinem Buch »Theorie und Praxis der Menschenwürde« (2019) auch medizinethischen Fragen nach, die sich auf unseren Bereich übertragen lassen. Und Giovanni Maios (u. a. 2018) Überlegungen zur Medizinethik erlebe ich immer wieder als anregend und unterstützend.

Auch extreme Würdeverstöße sind in Politik und Gesellschaft inzwischen zahlreich und werden teilweise mit Häme, teilweise mit Achselzucken von viel zu vielen toleriert. Gerade an dem Tag, an dem ich diese Zeilen schreibe, ist zu lesen, dass die Mitte-Studie »Verlorene Mitte, feindselige Zustände« der Friedrich-Ebert-Stiftung (Zick, Küpper u. Berghan, 2019) in ihrer aktuellen Umfrage zu Asylsuchenden eine Zunahme zeigt in den »negative[n] Einstellungen gegenüber Asylsuchenden […]: Jede zweite befragte Person stimmt negativen Meinungen gegenüber Asylsuchenden zu. Dies ist noch einmal im Vergleich zu 2016 angestiegen, obwohl die Zahl der Asylsuchenden im Befragungszeitraum rückläufig ist« (Friedrich-Ebert-Stiftung, 2019, S. 1).

Es stimmt mich nachdenklich und traurig zugleich, wenn nicht länger mehrheitlich zu gelten scheint, dass wir uns fragen könnten, wie es um die Tugendhaftigkeit unseres eigenen Wollens steht (Geyer, 2014). Wie großartig wäre es, wenn Würde für jeden deutschen Bürger und jede Bürgerin ein hohes Gut bedeutete.[7] Manche erheben den Vorwurf, dies sei ein zu hoher Anspruch. Dagegen frage ich, ob nicht die Tatsache, dass die Menschenwürde im prominentesten 1. Artikel des Grundgesetzes gefasst ist,

7 Den Niedergang von Solidarität beobachtet seit vielen Jahren Wilhelm Heitmeyer, zuletzt in seinem Buch »Autoritäre Versuchungen« (2018).

uns dazu auffordert, hier tatsächlich sehr hohe Ansprüche an uns selbst zu stellen.

Wir könnten uns alle jederzeit fragen, in welchen Momenten der Begriff der Menschenwürde eine wesentliche Rolle für uns spielt und wann und ob überhaupt wir uns auf die Menschenwürde beziehen (Stoecker, 2019, S. 14). Für mich ist die wichtigste Frage: *Wie würden wir uns selbst fühlen, wenn wir behandelt würden wie Geflüchtete?* Wie kann es sein, dass Politiker nicht mehr alles tun, um unsere Verfassung zu schützen, ja zu verteidigen? Wie viele Aushöhlungen des Artikels 1 des Grundgesetzes (vgl. Schirach, 2014) sind wir bereit hinzunehmen?

Was die Gesetze angeht, sind der Würdediskurs und die Festschreibung der Würde beispielsweise in der deutschen Verfassung vor allem dem geschuldet, was man unter »Menschenrechtsverletzung« versteht. Und als Deutsche könnten wir uns freuen bei aller Trauer über die NS-Vergangenheit, dass die Mütter und Väter des Grundgesetzes sich für diesen Artikel eingesetzt haben und sich darauf verständigen konnten, was nicht ganz einfach war.

Ende der 1960er Jahre beschäftigten mich Fragen nach einer *menschenwürdigen* Behandlung von psychisch Kranken, von Jugendlichen in Heimen, von einem Ringen um soziale Gerechtigkeit und vieles mehr. Einige Jahre später kam das Engagement für Gerechtigkeit für Frauen hinzu.

Ich wage hier die Hypothese, dass es mit der Würde auch deshalb so schwierig ist, weil es uns schwerfällt, mitfühlend zu sein, sobald es – wie in den genannten Themenfeldern – mit Leidvollem zu tun hat. Denn es ist schwer, Leidvolles wieder und wieder an sich heranzulassen!

Würdeorientierung ist vermutlich immer eine Herausforderung. Ich erinnere mich zum Beispiel an viele Situationen, in denen es engagierten Teams schwerfiel, schwierigen Patientinnen und Patienten orientiert an deren Würde zu begegnen. Und es mag besonders herausfordernd sein, Menschen, von denen man annimmt (oder gar weiß), dass sie getötet haben, unter Würdegesichtspunkten zu begegnen (vgl. Kosijer-Kappenberg, 2018). Es könnte sodann naheliegen, Würdeorientierung infrage zu stellen und Grausamkeiten mit Grausamkeiten zu beantworten.

Wir benötigen in allen komplexen Fragestellungen Orientierungshilfen, also auch im Umgang mit geflüchteten Menschen. Denn wie alle anderen Menschen empfinden Geflüchtete ihre mannigfaltigen Einschränkungen, insbesondere die aufgezwungenen, und vor allem jede kleinste Verletzung ihrer Autonomie, als Würdeverletzungen. Das wirft die Frage auf, was in diesem Zusammenhang in eine psychosoziale Begleitung gehört.

Auf Basis ihrer Forschung mit geflüchteten ehemaligen Kindersoldaten und -soldatinnen fasst Dima Zito (2015) dies wie folgt zusammen: »Im Rahmen des Asylverfahrens werden die jungen Flüchtlinge zum Objekt bürokratischer Entscheidungen, die sie als undurchschaubar wahrnehmen und denen sie ohne subjektiv wahrgenommene Einflussmöglichkeiten unterworfen sind. Die behördlichen Entscheidungen betreffen alle wesentlichen Lebensbereiche: Bleiberecht oder Abschiebung, Wohnort, Unterbringungsform, Altersfestsetzung und somit Zugang zu Leistungen der Jugendhilfe oder nicht, Zugang zum Bildungssystem oder zu Beschäftigung, Bewegungsfreiheit und somit Zugang zu sozialen Netzwerken. *Diese erneute Erfahrung von Unsicherheit und Unterworfen-Sein sowie die flüchtlingstypischen Lebensbedingungen schildern alle Interviewten als extrem belastend. Insbesondere die über lange Zeit andauernde Angst vor einer möglichen Abschiebung und die konkreten Lebensbedingungen in den Flüchtlingsunterkünften können als gravierende Risikofaktoren bei der Bewältigung der Traumatisierungen gewertet werden«* (S. 450 f.; Hervorh. L. R.).

Wie können wir das, was diese jungen Menschen hierzulande durchmachen müssen, mit dem Recht auf Würde vereinbaren? Wie mit den Menschenrechten? Wie können wir damit leben, junge Menschen zu retraumatisieren? Ich nehme an, dass das geschieht, weil wir verurteilen und weil wir uns eben doch das Recht nehmen, Menschen, die wir verurteilen, das Recht auf Würde abzusprechen. Das darf nicht sein:

- In Artikel 1 der Allgemeinen Menschenrechte heißt es: *Alle* Menschen sind frei und gleich an Würde und Rechten geboren. Sie sind mit Vernunft und Gewissen begabt und sollen einander im Geist der Brüderlichkeit begegnen.
- Artikel 2 formuliert: *Jeder* hat Anspruch auf die in dieser Erklärung verkündeten Rechte und Freiheiten ohne irgendeinen Unterschied, etwa nach Rasse, Hautfarbe, Geschlecht, Sprache, Religion, politischer oder sonstiger Überzeugung, nationaler oder sozialer Herkunft, Vermögen, Geburt oder sonstigem Stand.
- Artikel 3 deklariert: *Jeder* hat das Recht auf Leben, Freiheit und Sicherheit der Person.
- In Artikel 5 steht: *Niemand* darf der Folter oder grausamer, unmenschlicher oder erniedrigender Behandlung oder Strafe unterworfen werden.
- Artikel 7 stellt klar: *Alle* Menschen sind vor dem Gesetz gleich und haben ohne Unterschied Anspruch auf gleichen Schutz durch das Gesetz. *Alle* haben Anspruch auf gleichen Schutz gegen jede Diskriminierung, die gegen diese Erklärung verstößt, und gegen jede Aufhetzung zu einer derartigen Diskriminierung.

Vielleicht hilft es, wenn wir uns die Diskrepanz zwischen solchen Erklärungen und dem erzwungenen Alltagserleben von Geflüchteten bewusst machen, um dann zu überlegen, wie wir die Würde verteidigen und schützen könnten, im Kleinen wie im Größeren. Zumindest in persönlichen Begegnungen mit Geflüchteten kann uns niemand verbieten, uns an den Menschenrechten zu orientieren. Und alles zu tun, um ihnen zu vermitteln, dass wir ihre Würde achten. Selbst wenn sie Verwerfliches getan haben sollten, ist es nicht unsere Aufgabe, ihnen das Recht auf Würde abzusprechen, zumal wir, was die Schicksale von Geflüchteten angeht, meist über sehr wenige Kenntnisse in Bezug auf die schrecklichen Erfahrungen dieser Menschen verfügen.

3 Würde, Trauma und Mitgefühl

»Nichts mehr davon, ich bitt euch.
Zu essen gebt ihm, zu wohnen,
Habt ihr die Blöße bedeckt,
gibt sich die Würde von selbst.«
(Schiller, 1797/1906, S. 212)[8]

Wenn Menschen, insbesondere junge Menschen, also Kinder, hungern müssen, keine Wohnung haben und frieren, ist das entwürdigend und traumatisierend. In diesem Sinn verstehe ich Friedrich Schillers Mahnung. Sie genügt natürlich nicht, um den ganzen Würdebegriff zu erfassen. Jedoch hat sich Schiller ohnehin häufig mit Würde befasst. In seinen Dramen, z. B. in »Don Carlos« (1787/1883) oder »Maria Stuart« (1800/1883), finden sich weiterführende Äußerungen zur Würde. Nicht zu vergessen sein großes Gedicht »Würde der Frauen« (Schiller, 1797/1883). Für mich waren Schillers Texte prägend, schon als Achtjährige begann ich, ihn zu lesen, und war begeistert, wie sehr er sich für Freiheit, Gerechtigkeit und Würde engagierte. Er hatte durch den Herzog von Württemberg Unrecht, Unfreiheit und Entwürdigung selbst erfahren. Ich bin einer Tante dankbar dafür, dass sie mir früh Schillers gesammelte Werke schenkte, so konnte ich in eine Welt eintauchen, die sehr komplex war, aber als Kind schien es mir klar zu sein, was gut, was böse ist.

Als Erwachsene musste ich mich damit auseinandersetzen – und tue es immer noch –, dass es nicht so einfach ist mit der Einschätzung, was gut und was böse ist. Dass etwa

8 Dieser Sichtweise folgt Bertolt Brecht (1928/1978) mit seinem berühmt-berüchtigten Diktum aus der Dreigroschenoper: »Erst kommt das Fressen, und dann kommt die Moral« (S. 191; vgl. auch Härle, 2010, S. 145).

Täter oft selbst Opfer waren. Wie ist z. B. der Herzog von Würrttembeg aufgewachsen, der Schiller das Leben schwer gemacht hat? Er verlor früh seinen Vater, mehr weiß ich nicht. Was wir wissen, ist, dass Kinder in jener Zeit äußerst lieblos und entwürdigend behandelt wurden.

Erfahrungen, die unmittelbar mit Entwürdigung zu tun haben, gehören zu den Traumata, die uns andere Menschen zufügen. Wir müssen leider zur Kenntnis nehmen, dass es Menschen gibt, die, wenn sie es können, für die erlittenen Traumata Rache nehmen. Und sodann an andere Menschen Traumata weitergeben, die beinahe regelhaft mit einer Entwürdigung der Opfer einhergehen, was sogar ausdrücklich gewollt ist, z. B. bei Folter. Schiller hat dies beispielhaft an Franz Mohr in den »Räubern« (Schiller, 1781/1883) gezeigt. Zu Zeiten Schillers war es im Übrigen gängige Praxis, Menschen – und gerade die jüngsten und abhängigen – zu entwürdigen, um sie gefügig zu machen.

Dazu kommen Schönrederei und Verleugnung: »O daß nicht Einer Tod meine, wenn er Leben sagt – und nicht Einer Blut, wenn er Wiege spricht« mahnte Nelly Sachs (1950) in ihrem Gedicht »Völker der Erde«. Sie bezieht sich auf ihre Erfahrungen in der NS-Zeit, aber Beschwichtigung und Rechtfertigung von Gewalt hatten schon immer Methode.

Und doch beantworten manche den Verrat an ihrer Menschenwürde trotz allem mit Güte, andere wiederum mit Bosheit und Rache.

Menschen möchten ihren Zweck selbst bestimmen und sich nicht als Mittel zum Zweck anderer erleben, sondern als Zweck in und für sich selbst: als ein Wesen mit unantastbarer Würde (Wenke, 2008, S. 11). Diese Einsicht in den Selbstzweck des Menschen bedeutet, dass ein selbst gesetzter Zweck nur vom Subjekt selbst erfahren werden kann und für Dritte nicht immer erkennbar oder messbar ist (S. 196). Das heißt, wir haben, andere betreffend, diesen selbst gesetzten Zweck zu respektieren. Denken wir nochmals an die »goldene Regel«, wonach man anderen nicht antun soll, was man selbst nicht erfahren möchte: Möchten wir z. B. so eingeengt leben, teilweise unter Bedingungen, die an Gefängnisse erinnern, als Geflüchtete, die Schlimmes hinter sich haben? Hier braucht es Mitgefühl, um fühlen zu können, wie entwürdigend dieses Vorgehen vonseiten unserer Behörden ist und im wahren Sinn menschenunwürdig!

In der Heilkunde entspricht der Umgang mit Patientinnen und Patienten sowohl in der Medizin, leider auch in der Psychotherapie, keinesfalls immer den Anforderungen einer würdeorientierten und mitfühlenden Begegnung. Dies geschieht, wenn der durch seine Traumata bereits verletzte Mensch im Wiederfinden seiner Würde nicht unterstützt wird, und schlimmer noch, wenn die Begegnung selbst traumatisierenden und Würde verletzenden Charakter hat.

Entscheidend für unser Handeln sind in hohem Maße die Begriffe, in denen wir denken und sprechen. Da der Würdebegriff in psychotherapeutischen Lehrbüchern gar nicht und in der psychotherapeutischen Literatur nur vereinzelt vorkommt, gibt es dafür auch kein ausreichendes Bewusstsein. Was lässt erkennen, dass Psychotherapeutinnen bzw. -therapeuten die Würde ihrer Patientinnen bzw. Patienten wahren, und was hilft ihnen, sich ihre eigene Würde zu bewahren, wenn sie sekundär traumatisiert werden, also dadurch, dass sie mit extremem Leid konfrontiert sind?

Zunächst ist es bedeutsam, dass wir Würde in der psychotherapeutischen und psychosozialen Arbeit zum Thema machen. Wir könnten alles, was in der Behandlung geschieht, an einem Würdemaßstab messen. Für Begleitende in unserem Kontext hieße dies, dass sie einerseits über grundlegendes Wissen zu Traumata und deren Folgen verfügen, und zudem immer wieder bereit sind, die Würde derer, die sie begleiten, anzuerkennen, ja zu fördern. Ähnliches gilt immer auch für uns selbst. Es geht demnach um ein Bewusstsein der Würde, wie sie durch interpersonelle Traumatisierungen beschädigt wird und wie hier Heilung möglich ist.

3.1 Traumatisierungen in der Kindheit

Viele Geflüchtete wurden schon als Kinder traumatisiert, häufig in der eigenen Familie. Flucht und Vertreibung kommen also noch hinzu.

In diesem Zusammenhang möchte ich auf ein bei Psychotherapeutinnen und -therapeuten leider wenig bekanntes Werk der klassischen Literatur verweisen: »Anton Reiser« von Karl Philipp Moritz (1790/1998). Moritz wurde im selben Jahr wie Wolfgang Amadeus Mozart geboren, 1756, und lebte auch nur wenig länger als Mozart. Moritz starb im Jahr 1793 an einer Lungenerkrankung. Goethe hat Moritz sehr geschätzt und unterstützt. Der Roman »Anton Reiser« wird allgemein als autobiografisches Werk betrachtet. In ihm erzählt Moritz von einer albtraumartigen Kindheit und Jugend, die von extremer Vernachlässigung und Gewalt gekennzeichnet ist. Und er zieht wichtige Schlüsse daraus.

»Anton Reiser« wurde vom Autor selbst im Untertitel als »psychologischer Roman« gekennzeichnet, lange vor Freud, der erste Teil erschien 1785, der vierte und gleichzeitig letzte 1790. Es ist die Geschichte eines entsetzlich entwürdigten und traumatisierten Kindes und Jugendlichen, der trotz allem überlebt. Moritz beschreibt die Entwürdigungen und Würdeverluste des Anton Reiser sehr genau und auch, was daraus psychologisch resultiert. »Denn die *unwürdige* Behandlung«, lesen wir dort, »der er zuweilen ausgesetzt war, *benahm ihm oft einen großen Teil der Achtung gegen sich selbst* [...]. Wenn er [...] wieder zu Hause kam und sich manchmal verblümter Weise mußte zu verstehen geben lassen, wie überdrüssig man seiner Gegenwart wäre – dann saß er stundenlang und getraute sich kaum Atem zu holen – er war dann in einem entsetzlichen Zustande – und hätte in der Welt nichts arbeiten können, denn sein Herz war ihm durch diese Begegnung zerrissen« (S. 159 f.; Hervorh. L. R.).

Ein Kind, das in seiner Würde nicht geachtet wird, verliert sein Selbstvertrauen, seinen Mut, seine Lernfähigkeit. So kommentiert Moritz (1790/1998) die Zurückgezogenheit des Kindes: »*Allein man erwog nicht, dass eben dies Betragen, weswegen man ihn zurücksetze, selbst eine Folge von vorhergegangener Zurücksetzung war. – Diese Zurücksetzung [...] hatte den Anfang zu seinem Betragen, und nicht sein Betragen, wie man glaubte, den Anfang zur Zurücksetzung gemacht.* Möchte dies alle Lehrer und Pädagogen aufmerksamer, und in ihren Urteilen über die Entwicklung der Charaktere junger Leute behutsamer machen [...], ehe sie es wagten, durch ihr Urteil über das Schicksal eines Menschen zu entscheiden, bei dem es vielleicht nur eines aufmunternden Blicks bedurfte, um ihn plötzlich umzuschaffen« (S. 198; Hervorh. i. Orig.).

Moritz (1790/1998) ist hier ein mitfühlender Anwalt seiner selbst, im Kant'schen Sinn um seine Würde ringend, aber auch für jedes Kind, dem nicht seine Würde respektierend begegnet wird. Diesem Jungen waren Bücher Freunde und Tröster, die Menschen meinten es nicht gut mit ihm. Moritz hat in seinem Roman manche Theorien des 20. Jahrhunderts vorweggenommen, wonach ein Mensch auf eine ihn fördernde Umwelt angewiesen ist, um sein Potenzial voll entfalten zu können. Aber, und das ist mir wichtig, es gelang ihm dennoch, sich seine Würde zu bewahren und sich für andere Unterdrückte und Versklavte einzusetzen. Moritz hat viel gelitten und ist dabei ein Hypochonder geworden. Aber durch die Beschreibung seiner Leiden konnten diese wenigstens vorübergehend verfliegen. »Er, der selbst lieblos herumgestoßen wurde, wird zum einsichtigen liebevollen Erzieher; der kein vernünftiges Buch zum Lesen bekam, schreibt ein ABC-Buch voll kindlich gelinder Weisheit«, bemerkt der Philosoph Horst Günther in seinem Nachwort zu »Anton Reiser«, und weiter: »Er, dessen früh ›zurückgedrängtes Selbstgefühl‹ in quälende Selbstverachtung umschlug, wird zum mitfühlenden Beobachter der seelisch Leidenden, der Gedrückten und Entrechteten, der zum Verbrechen Verleiteten und in den Wahnsinn Verstoßenen. Erfahrungsseelenkunde macht er zur gemeinsamen Aufgabe, und deren Ziel ist Seelenheilkunde« (Günther, 1998, S. 531).

Bei der Lektüre des »Anton Reiser« erlebe ich, wie gerade die Bewusstmachung der Entwürdigungen und die Sehnsucht nach Würde einen Menschen dazu bringen können, nicht nur seine Würde zu behalten, sondern sich darüber hinaus für die Würde anderer zu engagieren. Moritz ist ein Beispiel für Mitgefühl und Engagement. Er kann die Dinge beschreiben und daraus Schlüsse ziehen, ohne eine das Opfer beschuldigende und mit den Tätern identifizierte Theorie entwickeln zu müssen. Dies ist ihm aufgrund eigener schlimmer Erfahrungen möglich, sie bilden den Grundstein seiner Fürsprache für Kinder und Jugendliche.

Das Buch »Anton Reiser« empfehle ich häufig. Vieles hat es vorweggenommen, sei es Mitgefühl, wie Arno Gruen (1997) es beschreibt, den unabdingbaren Respekt für andere, wie Seyla Benhabib (2004/2008) dies fordert, die Hingabe an andere im Sinne eines Emmanuel Levinas (1972/1989) und die Ehrfurcht vor dem Leben eines Albert Schweitzer (1954/1966).

Dass Kindheit politisch ist und sich politisch auswirkt, ist ein eher neuer Gedanke, obwohl er bei Moritz (1790/1998) gelegentlich anzuklingen scheint. Der Psychohistoriker Sven Fuchs (2019) hat jüngst ein erschütterndes und sehr gründliches Buch dazu geschrieben: »Die Kindheit ist politisch!« Ludwig Janus (2018), einer der bedeutendsten psychohistorisch denkenden Psychoanalytiker nennt es »zugleich ein schreckliches und ein großartiges Buch, eine Pflichtlektüre für alle, die sich für mehr Verantwortung in den sozialen Beziehungen, der Politik und im Umgang mit Kindern einsetzen möchten. Es bietet einen faktenreichen Überblick über die Gewalt im Umgang mit Kindern in Vergangenheit und Gegenwart. Gerade, weil die heutige Erziehung weniger gewaltorientiert ist, ist ein solch vorurteilsfreier Blick auf die Dimension von Gewalt und Missbrauch in den Eltern-Kind-Beziehungen überhaupt möglich. Dass historische und auch noch gegenwärtige Kindheiten ein Albtraum und eine Hölle sein konnten und waren, wird von uns meist noch nicht wirklich realisiert. In diesem Sinne ist das Buch ein Augenöffner und verlangt dem Leser viel Bereitschaft ab, die unfassbare Dimension von Gewalt in den Eltern-Kind-Beziehungen wahrzunehmen. Das setzt auch die Bereitschaft voraus, sich mit den eigenen Verleugnungen in dieser Hinsicht auseinanderzusetzen. Das gilt insbesondere für die Bereitschaft, den elementaren Zusammenhang zwischen den Kindheitsbedingungen und den Inszenierungen der Erwachsenen zu realisieren. Die Inszenierungen der Erwachsenen bis hin zu Kriegen, Folter, Terror und Zwangslagern reproduzieren die Schrecken der Kindheitserfahrungen der Beteiligten und insbesondere der Führer. *Gemeinhin betrachtet man die Notwendigkeit, sich mit der eigenen Kindheit auseinanderzusetzen, als eine Angelegenheit für neurotische und psychosomatische Patienten, aber nicht als etwas, das uns alle angeht, insbesondere die Führungspersonen, die zur Inszenierung kriegerischer Schrecken und sozialer Gewalt bereit waren und sind*« (S. 295; Hervorh. L. R.).

Diesen Worten möchte ich mich anschließen. Das Buch von Sven Fuchs hat mich sehr erschüttert. Im Bereich der wissenschaftlichen Psychotraumatologie hat die Forschung von Vincent Felitti und Team (Felitti et al., 1998; Felitti, 2002; Felitti, Fink, Fishkin u. Anda, 2007) seit Ende der 1990er Jahre dazu beigetragen, dass die Auswirkungen von Kindheitstraumata mehr und mehr reflektiert wurden. Heute sollten wir noch viel genauer hinsehen, daher möchte ich an dieser Stelle dazu ermutigen, die unbequemen Erkenntnisse ernst zu nehmen und sich klarzumachen, dass entwürdigte Kinder im Sinne von »Kindheit hat Folgen« (so der Titel des Programms der Lindauer Psychotherapiewochen 2003; vgl. Bühring, 2003) eben auch zu Erwachsenen werden können, die kein Mitgefühl für andere haben und keine Achtung vor deren Würde.

Fuchs (2019) arbeitet mit der Annahme, dass »Gewalttäter, Terroristen, Kriegstreiber und ähnliche Akteure als Kind nicht geliebt wurden und diese Art von Akteuren sogar ganz im Gegenteil ein enormes Ausmaß an Destruktivität und belastenden Kindheitserfahrungen erlitten haben. Belastende Kindheitserfahrungen sind also bildlich quasi das Fundament, das derart destruktives Verhalten möglich macht« (S. 9).

Anhand zahlreicher Forschungsergebnisse zeigt Fuchs (2019) auf, wie sich Gewalt in der Kindheit – also körperliche Gewalt, Vernachlässigung und sexualisierte Gewalt, die häufig gemeinsam angewendet werden – auf die betroffenen Kinder auswirkt, einerseits kranke Opfer erzeugt und andererseits eben auch Täter. Und wie einige, wie das Beispiel von Moritz (1790/1998) zeigt, sich erholen und ein einigermaßen freies Leben führen können, vielleicht, wie Anton Reiser bei Moritz, sich sogar zum Schutz von Kindern einsetzen.

Viele Leserinnen und Leser älterer Generationen hatten als Kind das meist sehr fragwürdige Vergnügen, den

Struwwelpeter vorgelesen zu bekommen, sodass sie ihn schon, ehe sie lesen konnten, auswendig wussten. Ich gehörte dazu und habe es gehasst. Ich fand es schrecklich und gemein, ungerecht und bedrohlich. Ich habe es meinen Kindern – als sie in den 1970er Jahren klein waren – nicht vorgelesen. Dieses Buch eines Psychiaters war unglaublich weit verbreitet und hat Angst und Schrecken unter Kindern ausgelöst. Die Botschaft des Buches wurde oft in eine körperliche Bestrafung des Kindes umgesetzt, die stets für notwendig erachtet und gerechtfertigt wurde. Inzwischen haben wir endlich ein Gesetz – erst aus den 1990er Jahren! –, das diesen Umgang mit Kindern verbietet. Wer zu den Älteren gehört und das Glück hatte, im Elternhaus nicht misshandelt zu werden, wurde es vielleicht noch in der Schule. Auch dies ist heute zu unser aller Glück verboten.

Solange Kinder misshandelt und nicht respektiert werden, steht es um einen würdevollen Umgang mit ihnen schlecht. Und, was für unser Thema noch wichtiger ist: *Die Fähigkeit, andere in ihrer Würde zu achten, kann eingeschränkt bis gar nicht vorhanden sein. So kann man möglicherweise auch erklären, warum so viele Menschen hierzulande mehr und mehr zu vergessen scheinen, dass die Würde eines jeden Menschen nicht angetastet werden soll.*

Und wir verstehen vielleicht ein wenig besser, dass Gesetze, auch der Artikel 1 des Grundgesetzes, mit Leben erfüllt werden müssen in jedem einzelnen Fall und dass vorbildhaftes, würdeorientiertes und von Mitgefühl getragenes Verhalten durchaus Wirkung haben können.

3.2 »Politische Bildung beginnt auf dem Wickeltisch«[9]

Was hindert Menschen, sich selbst und anderen Würde zuzusprechen? Hier ist es notwendig, die frühkindliche und die weitere Entwicklung unter die Lupe zu nehmen und damit eine tiefenpsychologische Perspektive einzunehmen.

Aus der Sicht der Hirnforschung spricht Gerald Hüther (2018) von einem »inneren Kompass« (S. 19), der uns von Beginn unseres Lebens an begleitet, das ganze Leben hindurch. Die Vorstellung der eigenen Würde sei somit tief verwurzelt und eingebettet in die innere Überzeugung von dem, was uns als Menschen auszeichnet und worin unser eigentliches Menschsein im eigenen Handeln zum Ausdruck kommt.

Jedoch lässt sich mit Hüther fragen, wie vielen Kindern ihr ursprüngliches Gespür für ihre eigene Würde erhalten bleibt. »Immer früher werden Kinder zu Objekten der Absichten, der Bewertungen und der Maßnahmen von Erwachsenen gemacht. Im familiären Umfeld gelingt es auch heute nur wenigen Eltern, ihrem Kind die Erfahrung zu ermöglichen, dass es um seiner selbst willen bereits bedeutsam genug ist und es keine elterlichen Erwartungen zu erfüllen hat. Diese Erfahrung unbedingten Angenommenseins, die auch als bedingungslose Liebe bezeichnet wird, machen deshalb keinesfalls alle Kinder« (S. 126).

Viele Kinder in unserer Kultur wurden nicht – und werden immer noch nicht – würdevoll behandelt. Wie kann ein Erwachsener, der als Kind in seiner Würde nicht geachtet wurde, anderen Würde zugestehen? Ich habe mit vielen seelisch schwer verletzten Menschen therapeutisch gearbeitet und immer wieder darüber gestaunt, dass es Menschen gibt, denen dies gelingt. Sie gingen trotz

9 Renz-Polster, 2019, S. 111.

eigener schlimmer Erfahrungen mit ihren eigenen Kindern respektvoll um. Dennoch bleiben die vielen, die weitergeben, was ihnen angetan wurde. Mit Gerald Hüther (2018) gehe ich davon aus, dass Würdelosigkeit im eigenen Handeln bewusst werden muss und dass es wichtig ist, z. B. in einer Psychotherapie bereit zu sein, sich dem eigenen Schmerz zu stellen. Leider sind dazu vor allem Entscheidungsträger nicht allzu oft bereit. Denn die Gratifikationen durch Macht und Geltung können sehr viel Halt geben. Hüthers (2018) Kernthese lautet daher: »Wer sich seiner eigenen Würde bewusst wird, ist nicht mehr verführbar« (S. 21).

Ob das immer gilt, vermag ich nicht zu beurteilen. Dass es um Geborgenheitserleben und Erfahrung von Verbundenheit, nicht nur pränatal, sondern auch in der frühen Kindheit geht, ist aber die Basis, so Hüther (2018): »Wird nämlich ein Kind von […] anderen Menschen missbraucht, verprügelt und gedemütigt und findet es auch später niemanden, der ihm zeigt, dass es auch möglich ist, liebevoller und einander unterstützender miteinander umzugehen, so wird es den Eindruck gewinnen und es für völlig normal halten, dass Menschen einander betrügen, hintergehen, missbrauchen und demütigen. So ist sein subjektives Empfinden. Und das bildet dann die motivationale Grundlage, den inneren Antrieb dafür, wie es seine Beziehung zu anderen Menschen gestaltet. Deshalb ist es so entscheidend, wie wir uns als Eltern gegenüber unseren Kindern, als Erzieher und Lehrer in unseren Bildungseinrichtungen, als Vorgesetzte im Betrieb und als Nachbarn in unserem Wohnviertel verhalten« (S. 110).

Schon in den 1970er und 1980er Jahren schrieb Alice Miller unter anderem in ihrem Bestseller »Das Drama des begabten Kindes« (1979), wie die Unterdrückung des kindlichen Selbst durch Gewalt dazu führt, dass ein Kind sich anpasst und sein eigenes Wünschen und Wollen verdrängt, um nicht die Liebe der Eltern zu verlieren – oder zumindest, um zu erreichen, dass sie es am Leben lassen.

Etwa zu selben Zeit begann auch Arno Gruen, sich mit dem »Verrat am Selbst« (1984) zu befassen. Er kritisiert die kulturell vorherrschende Ideologie der Macht und des Herrschens, in der pathologische Formen der Subjektwerdung zur Normalität erhoben würden. Wenn vom Kind und später sogar von Erwachsenen Hilflosigkeits- und Ohnmachtserfahrungen verleugnet werden müssen, trete das Prinzip der Macht an die Stelle der schon im Säugling angelegten Fähigkeit des Menschen zu Kommunikation und Empathie.

Etwas einfacher ausgedrückt: Wenn einem Kind Druck, Lieblosigkeit und vielfache Ablehnung widerfährt, ist es dennoch auf die Bezugspersonen angewiesen und wird sich mit ihnen identifizieren, das bedeutet, sich und die Welt mit den Augen der Bezugspersonen zu sehen. So entwickelt sich ein Mensch, der weder mit sich noch mit anderen Freundlichkeit und Mitgefühl zulassen kann. Er wird andere unterdrücken, wie er unterdrückt und missachtet wurde.

In seinem Buch »Der Fremde in uns« sagt Gruen (2000): »Ich möchte vielmehr Mut machen für das tägliche Engagement, sich immer wieder und bei jeder Gelegenheit dem Herzen zu widmen« (S. 7). Er hoffte, die zerstörerischen Seiten jedes Menschen könnten zurückgedrängt werden, damit Fremdenhass der Vergangenheit angehöre. Diese Themen ließen ihn nicht los. Nicht zuletzt, da er als jüdischer Mitbürger massive Bedrohung erleben und Deutschland verlassen musste.

1997 schrieb Gruen das aus meiner Sicht für unser Thema besonders wichtige Buch »Der Verlust des Mitgefühls«. 1999 setzte er seine Überlegungen fort und schrieb über »The need to punish: The political consequences of identifying with the aggressor«: mangelndes Mitgefühl und der Drang zu bestrafen also als Konsequenz der Identifikation mit dem Aggressor – sprich mit den kalten Bezugspersonen – und die sich daraus ergebenden Folgen.

In seinem Vortrag »Identität – speziell jüdische Identität« zitiert Gruen (2012) den englischen Dichter Edward Young (1759/1918), der bereits im 18. Jahrhundert über unsere Kultur geschrieben hat: »Wir werden als Originale geboren, sterben als Kopien« (»Born Originals, how comes it to pass that we die Copies«, S. 20; Übers. Gruen, 2012, S. 23). Dieser Prozess stehe wiederum in Zusammenhang mit der Entwicklung von empathischem Verhalten, das grundlegend ist für unser Menschsein. Gruen betont, dass spätere Ablehnung gegenüber Schwäche und Bedürftigkeit vor allem durch unempathische Antworten der Umgebung in der Kindheit entstehen kann.

2014 ging Gruen noch einen Schritt weiter: »Gehorsam meint, dass man das eigene Selbst nicht wirklich entwickeln kann«, sagte er im Radio-Interview mit Deutschlandfunk Kultur, »dass man keine wirkliche Verantwortung für sich selbst entwickelt« (vgl. auch Gruen, 2014). Dies interpretiere ich so, dass man keine Verantwortung für liebloses, würdeloses und entwürdigendes Verhalten entwickeln kann, die Identifikation mit dem Aggressor spielt hier wohl die entscheidende Rolle. Kinder sind darauf angewiesen, dass Eltern sie nicht verlassen, also glauben sie ihnen auch alles, solange sie noch nicht genügend kritisches Bewusstsein haben, das zu hinterfragen.

Wenn heute der Kinderarzt Herbert Renz-Polster in seinem wichtigen Buch »Erziehung prägt Gesinnung« (2019) Zusammenhänge zwischen Rechtsruck und in der frühen Kindheit entwickelter Gesinnung beschreibt und untersucht, so ist es mir wichtig, auf Gruen hinzuweisen. In unserer Kultur gibt es immer noch zu wenig Interesse an den Themen von Gruen und Renz-Polster, sonst könnten sie nicht immer wieder in Vergessenheit geraten. Das wiederum zeigt Sven Fuchs (2019) detailliert in seinem Buch auf. Auch Renz-Polster (2019) beschäftigt sich explizit mit Kindheiten und deren Folgen. Und wie Gruen geht er davon aus, dass negative Einstellungen gegenüber Fremden mit der Erziehung von Kindern in der heute weit verbreiteten Orientierung am »Betriebssystem« (Renz-Polster, 2019, S. 154), wie er es nennt, zusammenhängen. Er bezweifelt, dass es uns wirklich ernst ist mit dem Gedanken, Schutz und Fürsorge seien zentral: »Und so behandeln wir auch unsere Kinder. Wir hinterfragen wenig und tun stattdessen viel, um auch sie in unser Erwachsenenprogramm einzugliedern« (S. 265). Was für viele bedeutet: »Sie brauchen mehr Förderung, mehr Bildung, mehr Grenzen, mehr Disziplin, mehr Druck« (S. 265 f.). Und kritisch ironisierend fährt er fort: »Und wenn man Kinder nicht von klein auf in ihre Schranken weist, dann tanzen sie uns auf der Nase herum [...]. Statt uns zu fragen, ob unsere Kinder vielleicht mehr Güte, mehr Freiheit, mehr Liebe und gute Worte brauchen, lassen wir sie lieber schon einmal in pädagogischen Kunstwelten für ihre spätere Rolle im globalisierten Wettkampf trainieren [...]. Kommen doch einmal Fragen auf, so verweisen wir auf die PISA-Studien, atemlos vor Angst: Wie gut doch die Kinder aus Hongkong und Singapur da abschneiden! Dass diese Kinder müde Augen und erschöpfte Seelen haben, auch das verraten wir nicht. Wir meinen, uns das gar nicht leisten zu können. So sieht Gefangenschaft aus« (S. 266).

Das Zitat beschreibt einen Umgang, der nichts mit Würde zu tun hat, sondern mit Gleichgültigkeit, die sich möglicherweise auch im Umgang mit leidenden Menschen, hier mit Geflüchteten, zeigt. Seit 1985 arbeite ich als Psychoanalytikerin fast ausschließlich mit in der Kindheit traumatisierten und sehr schwer traumatisierten Menschen. Bei vielen von ihnen fiel mir besonders auf, wie wenig sie sich liebevoll und unter Berücksichtigung ihrer Würde um sich selbst kümmern konnten. Vielleicht eher noch um andere. Ihre Identifikation mit dem Hass der Eltern führte dazu, dass sie zur Liebe mit sich selbst kaum fähig waren. Dass aber sogenannte normale Menschen ebenso voller Hass auf sich selbst sein können, wurde mir erst in den letzten Jahren in vollem Umfang bewusst.

Autoritarismus, mit dem Renz-Polster (2019) sich gründlich auseinandersetzt, ist kein »Privileg der Rechtspopulisten. Rechtsautoritäre Positionen haben ihre politische Heimat auch in anderen Parteien« (S. 33). Die satte Verankerung des deutschen Rechtsautoritarismus auch in den bürgerlichen Parteien zeigt sich beispielsweise daran, dass »das Recht der Kinder auf gewaltfreie Erziehung, das schließlich im Jahr 2000 im Grundgesetz verankert wurde, von der CDU/CSU Fraktion jahrelang heftig bekämpft« (S. 36) wurde. Renz-Polster (2019) kommt zu dem Schluss: *»Je härter die Kindheit, desto härter die Politik«* (S. 39; Hervorh. L. R.).

Die Überlegungen von Moritz (1790/1998) über Gruen (1984, 1997, 1999, 2000, 2012, 2014) und Miller (1979) bis Fuchs (2019) und Renz-Polster (2019) *an mich heranzulassen,* hat mir die Augen geöffnet dafür, dass zumindest dort, wo wir tätig sind, philosophische Betrachtungen über die Würde nicht genügen, es sei denn, sie sind als praktische Philosophie auf Handlungen bezogen. Dem tieferen Verständnis mögen Tiefenpsychologie und Entwicklungspsychologie dienen.

3.3 Abwehrbewegungen im Umgang mit dem Thema »Würde« – Angst vor dem Fremden als projektiver Mechanismus zur Selbstentlastung

»Versteckter Rassismus und subtile Formen von Vorurteilen und Stereotypen gegenüber dem Anderen«, so Antje Piehl (2017, S. 4) in ihrer Arbeit »Zum Umgang mit dem Fremden«, »sind weit in allen Teilen und Schichten der (deutschen) Gesellschaft verbreitet und hartnäckig gegenüber ihrer Veränderung. Implizite Vorurteile und indirekt abwertende, stigmatisierende Beschreibungen, z. B. bezüglich Menschen mit Migrationshintergrund, sind auch dort vorzufinden und wirksam, wo sie nicht vermutet werden, wie z. B. unter (Sonder-)Pädagog*innen und Sozialarbeiter*innen. Dies wird in wissenschaftlichen Diskursen nur selten und ungenügend zum Ausdruck gebracht sowie auch in Inklusionsdiskursen und -praxen nicht hinreichend berücksichtigt« (S. 4).

Aufgrund persönlicher Erfahrungen möchte ich ergänzen, dass Vorurteile und Stereotype nicht nur bei Fachkräften der Pädagogik und Sozialarbeit, sondern auch der Medizin und der psychologischen Psychotherapie aufzufinden sind. Dies kann uns aufgrund der Ausführungen im vorigen Kapitel nicht verwundern. Wir können davon ausgehen, dass nicht nur die Politik umso härter ist, wenn die Kindheit hart war, sondern dies auf viele und vieles ausdehnen. Und doch gibt es auch jene Fälle: Menschen, die trotz sehr belasteter Kindheiten, und sogar gerade deshalb, freundlich und verständnisvoll gegenüber dem Leid anderer sind, nicht zuletzt, weil sie den Mut haben, dem Fremden in sich selbst zu begegnen.

»Das Fremde verstehen«: Hierzu wurden wichtige Überlegungen bereits Anfang der 1980er Jahre von Hans-Jürgen Heinrichs in der Anthologie »Das Fremde verstehen.

Gespräche über Alltag, Normalität und Anormalität« (1982) zusammengetragen, in der er Gespräche mit großen Denkern und erfahrenen Kolleginnen und Kollegen aus Ethnologie und Psychoanalyse wie Georges Devereux, Mario Erdheim, Ronald D. Laing, Paul Parin, Goldy Parin-Matthèy, Fritz Morgenthaler und Erich Wulff veröffentlichte. In seiner Vorbemerkung zur Neuauflage dieses Buches 2018 äußert Heinrichs, »dass es wohl kaum eine elementarere und zugleich aktuellere unser aller Schicksal entscheidende Aufforderung [geben könne] als die für den Titel des Buches 1982 gewählte« (S. i).

Das Fremde in uns selbst zu verstehen, ist eine Voraussetzung dafür, das Fremde in der bzw. dem anderen und der Welt zu verstehen, und darüber hinaus, Leiden mit offenem Herzen und Neugier zu begegnen.

Heinrichs (1997/2018) formuliert als eine Grundforderung an die Human- und Verhaltenswissenschaften, »den Beobachter in seiner wirklichkeitssetzenden Funktion« (S. VIII) zu erkennen und zu benennen – für mich eine der wichtigsten Aussagen. Wir, die wir immer auch beobachtend begleiten, nehmen Wirklichkeitssetzungen vor, ob wir das beabsichtigen oder nicht. Übrigens wurden diese Überlegungen in den 1970er Jahren vor allem in der »Antipsychiatrie« immer wieder angestellt (vgl. Häfner, 2003). Einfach ausgedrückt: Es braucht bei jeder Diagnose und jeder Zuschreibung auch ein kritisch-hinterfragendes Bewusstsein. Von Kolumbus bis zu den heutigen Asylverfahren ziehe sich eine Linie, nämlich die »Einsetzung der eigenen Sprache als Machtinstrument und die Missachtung der anderen Sprache« (Heinrichs, 1997/2018, S. II). Heinrichs (1997/2018) spricht daher von »Besitzergreifungsrituale[n]« (S. II; vgl. bereits Yildiz, 1999, S. 27).

Dies ist nach meinem Verständnis eine Forderung an jegliche Art von Psychotherapie und psychosozialer Arbeit, das heißt, dass wir alle, die wir andere psychosozial begleiten, uns bewusst machen sollten, wie wir »Wirklichkeitssetzungen« vornehmen. Und dass wir somit die Würde anderer verletzen, wenn wir das nicht offenlegen und jederzeit infrage zu stellen bereit sind. Um hier kritisch und doch auch einfühlsam weiterzukommen, scheint es wichtig, die entlastende Funktion von Projektionen zu verstehen. Dann klingt es so: »Nicht ich bin feige, bequem, feindselig oder was auch immer, sondern die bzw. der andere ist es. Nicht ich benehme mich wie Gesindel, sondern die anderen. Also habe ich ein Recht, sie abzulehnen, ja zu bekämpfen.«

Schon das Kind dient als Projektionsfläche, an dem über lange Zeit alles Abgelehnte im Selbst bekämpft wurde und wird. Und bis heute gibt es in Deutschland keine Grundrechte für Kinder, was bedeutet, dass ihnen Grundrechte und das Recht auf Würde nicht genügend laut und qua Gesetz zugebilligt werden.

Die Idee der nationalen Identität, die als Rechtfertigung von Feindseligkeiten gegenüber Fremden herangezogen wird, muss bei genauer Betrachtung nicht als Wahrheit angesehen werden. Es geht darum, zu erkennen, dass das Konstrukt der nationalen Identität keine absolute Wahrheit beinhaltet, sondern letztlich vor allem aus unbewussten Ängsten entsteht (vgl. Jullien, 2016/2017; Bauman, 2016; Benhabib, 1999). Hier könnte der Verzicht auf Überschätzung unserer Größe hilfreich für eine würdevollere Haltung sein. Es geht um die Überwindung des Größenwahns, der ja genau genommen aus Unsicherheit erwächst, um jedem Menschen – vielleicht sogar jedem Lebewesen – das Recht auf Würde zuzubilligen.

Das Märchen »Der Gevatter Tod« der Brüder Grimm handelt von einem Arzt, der den Tod zum Gevatter, also zum Paten, hat. »Der Tod« ist derjenige, der uns auf mannigfaltige Art Grenzen aufzeigt; für alle, die in irgendeiner Weise heilkundig tätig sind, geht es um die Akzeptanz von Grenzen des Helfenkönnens. Das betrifft bei schwer traumatisierten Geflüchteten auch die Akzeptanz, dass wir vielleicht vieles nur bedingt nachvollziehen können, was unsere Patientinnen und Patienten durchgemacht haben, und dass wir auch deshalb ihre Würde achten müssen.

Im Märchen wird der Arzt zu einem großen Arzt, weil er den Tod als Begleiter akzeptiert. Der Gevatter sagt ihm, wann er helfen kann, und gibt ihm das entsprechende Kraut dafür, und wann nicht mehr. Durch das Akzeptieren der Verletzbarkeit und Sterblichkeit seiner Patientinnen und Patienten ist der Arzt dort hilfreich, wo der Tod noch »am Kopf steht«. Solange wir über den Tod nur nachdenken, sind wir noch nicht die Seinen. Aber das Kraut des Todes macht auch deutlich, dass wir nicht über Leben und Tod herrschen. Durch seine Fähigkeit, die Präsenz des Todes zu erkennen und auch, wen dieser mitnehmen will, kann der Arzt groß werden.

Der Arzt im Märchen gerät in Versuchung und ignoriert eines Tages die Forderung des Gevatters. Er möchte etwas erreichen, das er nicht mehr erreichen kann, denn das Lebenslicht des Königs, den er retten will, ist bereits dabei zu erlöschen, was er aber nicht akzeptieren will. Will er durch die Behandlung des Königs noch berühmter und mächtiger werden? Betrachten wir den König als einen inneren Teil, so könnte das Märchen darauf hinweisen, dass da in uns einer ist, der sich für würdiger und mächtiger halten will als der Tod und alles, was uns begrenzt. Denn es ist ja eine andauernde Kränkung, nicht alles beherrschen zu können (vgl. ausführlich zu diesem Märchen: Reddemann, 2008, S. 21–29). Horst Eberhard Richter (1979) sprach vom Gotteskomplex, davon, dass wir größer sein wollen als Gott. Es könnte auch in Betracht gezogen werden, dass dahinter der »Todeskomplex« stehen könnte.

In anderen Kulturen kann nur Heilerin oder Heiler werden, wer sich in besonderer Weise mit dem Tod auseinandergesetzt hat. Eine Schamanin oder ein Heiler sind besondere Menschen, vielleicht erwählt von den Göttern, die z. B. einen Blitz schicken, der überlebt wird, oder schwere Krankheiten. In jedem Fall scheint es einen breiten Konsens über viele Kulturen hinweg zu geben, dass es besonderer Voraussetzungen bedarf, um Heiler zu werden. Man kann das Heilen nicht einfach nur lernen, es braucht dafür Voraussetzungen, Begabungen, Gaben.

Mir sagt das Märchen »Der Gevatter Tod« etwas über einen würdevollen Umgang mit unserer Sterblichkeit und unseren Grenzen als Heilkundige, dem Machbaren bzw. Nicht-Machbaren gegenüber. Zu viel zu wollen, die eigenen Grenzen beim Helfenwollen nicht anzuerkennen, brennt aus, unser Licht der Heilkraft erlischt.

Im Märchen »Der Gevatter Tod« klingt an, worin das Problem besteht: Im Größenwahn des Arztes, der größer sein will als der Tod und alles, wofür er steht, der dessen Würde nicht mehr anerkennt, und damit muss er scheitern. Dass dies nicht nur ein individuelles Thema ist, sondern ein kollektives, genährt vom Neoliberalismus, sei betont.

Der Größenwahn wiederum hat seine Wurzeln häufig in der Angst vor Schwäche und Verletzlichkeit. Wenn unser innerer Arzt, unsere innere Ärztin, aus Angst vor Ungenügen immer mehr der Suche nach Anerkennung und Einfluss geopfert wird, können wir uns sowie unsere Würde verlieren und verletzen die von anderen.

Es sollte anerkannt werden, von uns selbst und von der Gesellschaft, dass die Arbeit mit Menschen am Rande der Gesellschaft unbedingt Würde hat und bedeutsam ist.

3.4 Würdeorientierung als »eine Art zu leben«

Peter Bieri (2013) benennt in seinem Buch »Eine Art zu leben« mit dem Untertitel »Über die Vielfalt menschlicher Würde« neun Würdeformen: »Würde als Lebensform, Würde als Selbständigkeit, Würde als Begegnung, Würde als Achtung vor Intimität, Würde als Wahrhaftigkeit, Würde als Selbstachtung, Würde als moralische Integrität, Würde als Sinn für das Wichtige, *Würde als Anerkennung von Endlichkeit*« (Bieri, 2013, [Kapitelüberschriften]; Hervorh. L. R.). Würde versteht Bieri als »eine Art und Weise, ein menschliches Leben zu leben« (S. 12). Vielleicht könnte man auch sagen: zu gestalten. Es geht ihm darum, »den intuitiven Gehalt der Würdeerfahrung auszuschöpfen« (S. 12).

Bieri (2013) unterscheidet drei Dimensionen der Würde: »Die eine Art ist, *wie ich von den anderen Menschen behandelt werde* […]. Hier ist die Würde also etwas, über das andere bestimmen« (S. 12). »Was alles«, so fragt er, »kann man jemand wegnehmen, wenn man seine Würde zerstören will? Oder auch: Was darf man jemandem auf keinen Fall wegnehmen, wenn man seine Würde schützen will?« (S. 12; Hervorh. L. R.). Viele inzwischen als legitim angesehene Maßnahmen gegen Geflüchtete sind so angelegt, als solle ihre Würde zerstört werden. Die zweite Dimension beinhaltet für Bieri (2013) den *Umgang mit anderen:* »Die leitende Frage lautet: Welche Muster des Tuns und Erlebens den anderen gegenüber führt zu der Erfahrung, dass ich mir meine Würde bewahre, und mit welchem Tun und Erleben verspiele ich sie […]. In dieser zweiten Dimension liegt die Verantwortung ganz allein bei mir: Ich selbst habe es in der Hand, ob mir ein Leben in Würde gelingt oder nicht« (S. 13). Die dritte Dimension versteht Bieri (2013) als Art des *Umgangs mit sich selbst:* »Die Frage, die man sich stellen muss, lautet: Welche Art mich selbst zu sehen, zu bewerten und zu behandeln, gibt mir die Erfahrung der Würde? Und wann habe ich das Gefühl, meine Würde durch die Art und Weise zu verspielen, wie ich mich zu mir selbst verhalte?« (S. 13). Er fasst zusammen: »Die Art, wie wir zu uns selbst stehen, prägt unsere Einstellung zu den anderen, und dieser Zusammenhang prägt die Weise und das Ausmaß, in denen die anderen über unsere Würde bestimmen können. Würde ist eine vielschichtige Erfahrung« (S. 12 f.).

Und schon hier darf festgehalten werden, dass, wer sich selbst keine Würde zusprechen kann, sondern sich narzisstisch aufblähen muss, sich schwertun dürfte, anderen Würde zuzubilligen.

Aus den bisherigen Hinweisen dürfte klar werden, dass es auch in der psychotherapeutischen Arbeit um mehr als um die Orientierung an Techniken gehen sollte, damit die Heilkundigen in Psychotherapie und anderen helfenden Berufen bereit und fähig sind, sich mit den die Würde betreffenden Aussagen in unserer Verfassung und den internationalen Menschenrechten ernsthaft zu beschäftigen. Hier geht es um Ethik *und* einen sozialpsychologisch kritischen Blick. Dies alles scheint mir nur möglich zu sein, wenn wir uns selbst gut kennen!

Eine stark oder sogar ausschließlich an Technik orientierte Art des Arbeitens kann dem Würdegedanken nicht gerecht werden. Nach Maio (2016, S. 8) hat schon Helmut Schelsky in den 1950er Jahren auf die Problematik des Begriffs »Sachzwang« hingewiesen. Schelsky (1961) beschreibe, so Maio, als »Sieg des Sachzwangs« (S. 457), »wie innerhalb einer ›technischen Denkweise‹ die vermeintlichen Sachgesetzlichkeiten an die Stelle von Wertkonflikten treten. Demnach werden Wertkonflikte gar nicht als solche anerkannt, sondern sie werden in einer Weise ›versachlicht‹, dass die oft dilemmatischen Normkonflikte letzten Endes überführt werden in vermeintlich eindeutig und ambivalenzfrei lösbare Rechenaufgaben. Diese Konflikte werden nicht mehr vom einzelnen Menschen aufgegriffen und verarbeitet, sondern so formalisiert, dass sie in gewisser Weise nur noch als Herausforderung an das Management wahrgenommen werden. Aus dem moralischen

Konflikt wird so ein Verwaltungsproblem, aus dem Wertentscheid wird eine bürokratisch zu behandelnde Sachfrage« (Maio, 2018, S. 78).

Mit anderen Worten: Wird von »Sachzwängen« gesprochen, so kann dies verschleiern, dass es um die Würde unserer Patientinnen und Patienten bzw. Klientinnen und Klienten gehen könnte bzw. auch sollte und auch um unsere eigene. Es betrübt mich zunehmend, wie auch im Bereich der Psychotherapie von Effizienz, Effektivität und natürlich von Evidenz gesprochen wird, als handle es sich um Begriffe, die absolute Wahrheiten verkünden. Der weiter oben eingeforderte kritisch-hinterfragende Geist ist damit ausgeschlossen.

Wegen der politischen Verhältnisse ist es inzwischen eine schwer zu bewältigende Aufgabe für alle in helfenden Berufen Tätigen, die Autonomie der zu Begleitenden an erster Stelle zu achten sowie das Wohltun, das Nicht-Schaden, *den Respekt vor der Autonomie und der Gerechtigkeit.* Werden diese Aufgaben unterlassen, handeln wir per se ungerecht und nicht würdeorientiert. Die Pläne für sogenannte »Ankerzentren« machen z. B. sofort deutlich, dass die hier agierenden Politikerinnen und Politiker offenbar das Recht auf Autonomie für Geflüchtete nicht (mehr) anerkennen. Damit umzugehen, stellt für uns Heilkundige eine große Herausforderung dar. Ein Mittel kann die »Unbeirrbarkeit und Treue zum sozialen Auftrag«, wie Maio (2018, S. 176) es formuliert, sein sowie »der Heilberuf als Versprechen« (S. 176). Das bedeutet, dass wir uns an die Versprechen erinnern, die im ärztlichen Gelöbnis enthalten sind.

Als eine weitere Möglichkeit wünsche ich mir, dass wir uns mehr zusammenschließen, gemeinsam gegen Würdeverstöße protestieren und sie nicht – resigniert – mittragen.

3.5 Technikorientierung in der Psychotherapie untergräbt Würdeorientierung

Die Technikorientierung (Maio, 2018, S. 75 ff.) in der Psychotherapie möchte sich womöglich an einer ausschließlich an Evidenz orientierten Einschätzung der psychotherapeutischen Arbeit messen. »Technische Orientierung« bedeutet für mich hier, dass grundsätzlich nach bestimmten Vorannahmen der Evidence Based Medicine zu arbeiten sei. Die dortigen Empfehlungen helfen in der Arbeit mit Geflüchteten aber nicht immer weiter, denn sie geben vor, Traumata und deren Folgen seien gleich in ihrer Leidverursachung. Diese Vorannahmen kümmern sich insofern nicht um die Individualität und Autonomie einzelner Personen und ihrer Geschichten: »Eine solche Konzeption steht in Zusammenhang mit einer politischen Ideologie, die das Handeln der Heilberufe über bürokratische Normierung restlos steuerbar machen möchte« (Maio, 2018, S. 11). So werden individuelle Bedürfnisse Betroffener oft gleich doppelt außer Acht gelassen, sei es durch eine überwiegend an Evidenz als Goldstandard orientierte Psychotherapie, sei es durch politische Entscheidungen, für die Artikel 1 unseres Grundgesetzes nicht mehr zu gelten scheint. Dies spricht nicht grundsätzlich gegen eine Ausrichtung an Evidenz, sondern gegen ihre Anbetung (vgl. Fava, Guidi, Rafanelli u. Sonino, 2015).

Wenn Bieri (2013) schreibt, »Würde [sei] nicht eine einzige Sache, sondern viele« (S. 3), und es komme »darauf an zu verstehen, wie diese vielen Sachen im Leben eines Menschen zusammenhängen« (S. 3), so bedeutet dies für jede Begleitung, bereit zu sein, diese »vielen Sachen« erst einmal herauszufinden und nicht vorschnell irgendwelchen Konzepten zu folgen. Das Sich-Einlassen auf die Begegnung mit dem einzelnen Menschen und seiner höchst persönlichen Erfahrung und Geschichte sowie seinem einzigartigen Leiden – das immer individuell ist, wenngleich es auch Ähnlichkeiten geben mag mit anderen – ist also ein an der Würde orientiertes therapeutisches Handeln.

Wir alle wollen als ein Subjekt und als Urheberinnen bzw. Urheber unseres Verhaltens anerkannt, also selbstbestimmt sein (Bieri, 2013, S. 2). Jedem Menschen sollte also das Recht zugebilligt werden, dass er den Zweck seines Seins und Lebens selbst bestimmt. Sollte dies nicht umso mehr für diejenigen gelten, denen aufgrund von Kriegen und anderen Gräueln Selbstbestimmung oft über lange Zeit genommen war?

Es kann immer nur der individuell leidende Mensch eine Entscheidung treffen, ob eine Intervention oder Vorgabe wohltut, wir können das allenfalls vermuten. Wir verfügen über keine Rechtfertigung dafür, wenn wir Hilfsbedürftige bedrängen, sie müssten irgendetwas akzeptieren, was wir für richtig halten, selbst wenn es evidenzbasiert »geadelt« wäre, wie z. B. Sitzungen einer bestimmten Dauer, obwohl dies ihren Erfahrungen widerspricht, oder auch Interventionen, die die Betroffenen als kränkend oder unverständlich erleben. Es kommt auch das Recht auf Respekt vor der Intimität ins Spiel, das besagt, dass wir andere nicht drängen sollten, über für sie peinliche und peinvolle Dinge zu sprechen. Um dies endlich tun zu können, müssen Betroffene die helfende Person und deren Respekt immer wieder prüfen. Hier können Helfende nicht selten in Konflikt mit Vorgaben ihrer jeweiligen Schule oder von Richtlinien geraten.

So sind wir es beispielsweise gewöhnt, 45- bis 50-minütige Sitzungen anzubieten. Ist das ein Gesetz, ein Dogma? Warum tun wir das? Richten wir uns damit nach Bedürfnissen von *allen* Patientinnen und Patienten? Hier lautet die Antwort wohl »eher nein«. Werden Patientinnen und Patienten überhaupt gefragt, ob sie damit einverstanden sind? Für Therapeutinnen und Therapeuten sollte das heißen, wenn immer möglich zu klären, ob die Patientin bzw. der Patient mit diesem Setting einverstanden ist, und wenn z. B. die Dauer einer Sitzung nicht akzeptiert werden kann, sich klarzumachen: Auch, wenn ich noch nicht verstehe, warum eine Patientin immer viel früher gehen will als üblich, respektiere ich das. Und ich respektiere, dass sie mir das nicht erklären kann, sondern dass es so geschehen muss. So wird deutlich, dass Würdeorientierung und Mitgefühl einander bedingen.

3.6 Würdeorientierung als Anerkennung eines Grundbedürfnisses

Würdeorientierung kann bedeuten: keine vorschnellen Zuschreibungen, viel Geduld mit und Respekt vor den Möglichkeiten der zu Begleitenden. Das können angesichts allgemein in den Psychotherapieschulen geltender Regeln und Vorstellungen große Herausforderungen sein, die nicht selten dazu führen, dass Behandelnde ihre eigenen Ängste verbrämen, etwa vor Versagen, und sich dann mit Fürsorge oder gar Fürsorgepflicht rechtfertigen.

Helfende befinden sich häufig unter Würdegesichtspunkten auf einer Gratwanderung zwischen »Fürsorge ohne Mitgefühl« (Sennett, 2002/2007, S. 172) und dem Zufügen von »Mildtätigkeitswunden« (S. 12). In der Psychotherapie von traumatisierten Menschen können sich Begleitende immer wieder im Wechsel zwischen diesen beiden extremen Haltungen wiederfinden. Hier könnte eine Orientierung am Würdebegriff als festem Bestandteil Halt geben. Psychotherapeutinnen und -therapeuten, die überwiegend mit Traumaopfern arbeiten, befinden sich auch oftmals in einem Spannungsfeld zwischen unbedingtem Helfenwollen und Respekt vor der Würde von Kranken, die uns auch unsere Grenzen aufzeigen. Es sei hier daran erinnert, wie wesentlich es ist, dass wir uns selbst Würde zusprechen und uns selbst freundlich begegnen.

Genau genommen ist es ein Unding, dass wir über Würde von Geflüchteten nachdenken müssen. Denn ihre Würde sollte sich von selbst verstehen. Die Gründungsmütter und -väter unserer Verfassung haben um den Satz zur Würde gerungen. Dass er in Deutschland notwendig in die Verfassung eingehen musste, versteht sich aus unserer Geschichte. Es ist traurig, dass dies erforderlich war, und zugleich ein Glück. Denn dadurch waren Deutsche gezwungen, genauer hinzusehen und sich zu positionieren. So können wir, was Würdeorientierung angeht, mit einer Grundannahme arbeiten: Menschen als Menschen besitzen immer schon Würde und haben ein Grundrecht auf Anerkennung ihrer Würde; darüber hinaus wird Würde hier auch als ein Grundbedürfnis mit dem Recht auf seine Erfüllung wie andere Grundbedürfnisse, z. B. nach Nahrung, verstanden. Und dieses Recht bezieht sich für alle immer sowohl auf den Umgang mit anderen als auch mit sich selbst.

Ein konkretes Beispiel für Engagement aus dem Frühjahr 2019 zeigt, dass es in der Politik zum Glück immer noch engagierte, mitfühlende Menschen gibt: Im fraktionsübergreifenden »Osterappell zur Seenotrettung« heißt es: »Allein in 2018 sind laut Angaben des UN-Flüchtlingshilfswerks mindestens 2.275 Menschen bei dem Versuch, das Mittelmeer zu überqueren, ertrunken« (Parlamentariergruppe »Seenotrettung«, 2019, S. 1). Gefordert wird daher der »Aufbau eines europäisch organisierten und finanzierten zivilen Seenotrettungssystems« (S. 2). Dieser Appell wurde bisher von 216 Parlamentariern (Stand 15.8.2019) von Grünen, Linkspartei, FDP, CDU und SPD unterzeichnet. Nur CSU und AfD fehlen. »Die Bundesregierung muss sich«, so wird gefordert, »notfalls mit einer Koalition williger EU-Mitgliedstaaten, für einen an humanitären und rechtsstaatlichen Grundsätzen ausgerichteten Verteilmechanismus von allen aus Seenot geretteten Menschen einsetzen. Auf dem Mittelmeer geretteten Menschen darf der Zugang zu einem fairen Asylverfahren nicht verwehrt werden.

Der Bundesinnenminister muss den Kommunen und Gemeinden, die freiwillig aus Seenot gerettete Menschen aufnehmen wollen, so schnell wie möglich eine Zusage erteilen und bei der konkreten Aufnahme dieser Schutzsuchenden unterstützen. Wir fordern die Bundesregierung und die europäischen Regierungen eindringlich dazu auf, sich für die unverzügliche Freilassung aller internierten Schutzsuchenden in Libyen einzusetzen und die zügige Evakuierung nach Niger sowie die Aufnahme durch das Resettlementprogramm der Vereinten Nationen zu unterstützen« (S. 2).

Können wir uns für einen Moment in das hier angedeutete Elend einfühlen? Und ist allen bewusst, wie sehr im Kontext der zweifellos großen Herausforderung im Umgang mit Geflüchteten fortwährend Artikel 1 unseres Grundgesetzes verletzt wird wie auch die Menschenrechtskonvention der UNO? Wie wohltuend ist es da, von Engagement und Mitgefühl zu hören und es vielleicht sogar selbst auf die eine oder andere Art zu versuchen.

3.7 Würde als Respekt vor dem Anderssein und das Recht auf Verletzlichkeit

Machen wir nicht häufig die Erfahrung, dass unser Gegenüber ganz anders ist, als wir erwartet haben, und dass wir es niemals ganz erfassen können, wenn wir uns im Alltag oder professionell auf andere einlassen? Das fordert unseren Respekt und unsere Güte heraus. Hier geht es meist mehr um das bereits erwähnte »kleine Gute«, die Güte, mit der man auch »unter einem leeren Himmel noch eine vernünftige und gute Welt« suchen kann, ohne der Tyrannei des »großen Guten zu verfallen« (Wolzogen, 2005, unter Bezug auf Levinas; vgl. auch Kroll, 2006). Das Große, das kaum je zu erreichen ist und einen Menschen in die Resignation und Müdigkeit führt, ist gefährlich für jedes Miteinander. Das kleine Gute zeigt sich in Geschichten von Patientinnen und Patienten nicht zuletzt darin, dass Therapeutinnen und Therapeuten kleine Schritte akzeptieren und mutig und freundlich zu begleiten bereit sind. Rechte sind auch unter diesem Gesichtspunkt ein Bollwerk gegen Abhängigkeit und Willkür, und deshalb ist es zu begrüßen, dass in Deutschland ein Patientenrechtegesetz gilt.

Für viele Menschen in helfenden Berufen, also auch in der Psychotherapie, treten besonders leidvolle Erfahrungen immer dann auf, wenn das Leid des anderen Menschen überwältigend erscheint und wir nicht mehr weiterwissen. Dann kann der Impuls entstehen, unbedingt etwas machen zu müssen, um dem Erleben von Ohnmacht zu entgehen. Dieser Impuls kann bei Helfenden zu einem Verlust der Anerkennung der Würde der Hilfebedürftigen führen, mit der Folge von Ohnmachtserleben, Willkürerleben, Beschämung und Scham – nun auf Seiten der Unterstützung Suchenden. Das heißt, es wiederholen sich dadurch im Erleben der Betroffenen möglicherweise die traumatisierenden Erfahrungen. Aber Helfende beschämen sich in ihrem aus Überforderung erwachsenen Aktionismus möglicherweise auch selbst und berauben sich ihrer eigenen Würde.

Der Philosoph Emmanuel Levinas (1963/1999) spürte radikal jeder Art von Gewalt nach, z. B. in Fragen der Identität, in unseren Vorstellungen und in unserem Handeln. Levinas (1963/1999) fordert, dass wir offen sein sollten für das andere in der bzw. dem anderen, also auch für das, was uns fremd ist. Mitgefühl ist etwas, das helfen kann, andere Menschen in ihrer Würde und ihrem Anderssein zu achten, aber auch uns selbst, denn wir sind auch immer andere für »die anderen«.

»Der eigene Raum als Voraussetzung für Emanzipation, Partizipation und Gleichberechtigung – dieser Gedanke«, so Sophia Bogner (2018) in der Wochenzeitung »Die Zeit« unter dem Titel »Jedem seine Welt«, »steckt auch in unseren modernen Parallelgesellschaften. In einer Demokratie sollte das nicht diffamiert, sondern als emanzipatorische Geste gefeiert werden« (o. S.). Würdeorientierung fordert dazu heraus, jedem seine Welt zu lassen, jeder Stimme Raum zu geben. Eine Lösung liegt in der kommunikativen Ethik, die auch Würdeorientierung im Umgang miteinander ermöglicht; um im Gespräch und neugierig auf die Sichtweisen anderer zu bleiben. Es kann helfen, diese Haltung auch auf unsere vielen inneren Stimmen oder Anteile zu übertragen, die zu ihrem Recht kommen möchten und uns ja auch stören können. Anteile beispielsweise, die möglicherweise transgenerationell erworben wurden, ohne dass uns dies bewusst ist, sodass Vorurteile über Fremde und Fremdes in einer Begegnung zum Hindernis werden können.

Manche Menschen, auch sozial engagierte, sind sich mitunter selbst fremd, kennen nicht genug ihre »dunklen Seiten«, die dann wiederum auf andere projiziert werden. Damit scheint man sich entlasten zu können, obwohl man lediglich Entfremdung fortschreibt. Oder, noch einmal etwas anders mit Hans-Jürgen Heinrichs (2018) formuliert, der herausstellt, dass es eine zentrale psychoanalytische Erkenntnis sei, dass Menschen Fremdheit bei sich selbst gerne »weit nach außen verlagern und die an sich selbst erfahrene Dunkelheit, das innere Ausland, wie es Freud nannte, zu verleugnen versuchen. In diesem Spannungsfeld von innerer und äußerer Fremdheit werden entscheidende, oft katastrophische Weichen für Konflikte, Hass und Krieg gestellt« (S. i). Heinrichs (1997/2018) geht so weit, zu erklären, dass sogar das Verwenden eines Begriffs wie »Normalität« bereits kulturellen Mustern folgt (S. I). Er verweist auf den Widerspruch, dass »ein Großteil unserer Fehlinterpretationen dadurch zustande kommt, dass wir das uns als fremdartig *Erscheinende* auch als fremdartig deuten und es in seiner Normalität verkennen« (S. I; Hervorh. i. Orig.). Also »Normalität«, die wir verkennen, aber auch Normalität als ein Begriff, der mit seinen Zuschreibungen einengt. Hier haben wir eine Wurzel von Würdeverletzungen, möglicherweise auch in einer Psychotherapie, die sich an gewissen Normen orientiert und diese niemals infrage zu stellen bereit ist.

Was wüssten wir je ohne unsere Verletzlichkeit und Sterblichkeit über Würde? Eine Lebenseinstellung, die unser aller Verletzlichkeit mit bedenkt, kann dazu beitragen, dass wir mit uns selbst und anderen leichter mit Würde umgehen. Warum tun viele Menschen so, als seien wir unverletzlich? Weil Fragen nach Endlichkeit und Verletzlichkeit ängstigen. Und dann tut man so, als gebe es weder Verletzlichkeit noch Endlichkeit.

Bei allem Nachdenken über Würde geht es immer auch um die Gegenseite, nämlich Entwürdigung, Demütigung und Beschämung. Einige Philosophen definieren daher Würde auch »als Recht, nicht erniedrigt zu werden« (Schaber, 2008, S. 188). So erscheint der Respekt vor der Würde eines Menschen, eines anderen oder des eigenen Selbst, wie ein Gegenmittel gegen Scham in ihrem Aspekt der Entwürdigung. Retraumatisierende Scham zu vermeiden, weil die Würde eines Menschen respektiert wird, erscheint als ein erstrebenswertes Ziel, auch, wenn es sich dabei um ein Ideal handeln mag. Das Ideal der Menschlichkeit gründet sich auf die Erfahrung der Unmenschlichkeit, sagt der Philosoph Franz Josef Wetz (2005, S. 193).

Wie bereits erwähnt, galt Würde noch bis vor Kurzem nur für Männer – nicht für Frauen, nicht für Kinder, nicht für Sklavinnen und Sklaven. Und es drängt sich der Eindruck auf, das deutsche Grundgesetz gelte nicht für Geflüchtete, gibt es doch allzu viele Verletzungen der Grundrechte.

Wir kommen nicht umhin anzuerkennen, dass es in Situationen, in denen es um Macht geht, Momente gibt, die zu Fehlverhalten im Sinne der Missachtung des Rechts auf Würde führen können. Denn auch psychosozial Helfende sind nicht jederzeit gegen eine Disbalance der Maßverhältnisse von Macht und Moral gefeit.

Was wird in der Arbeit mit Geflüchteten gebraucht?

- »Weil Menschen eine Menschenwürde haben, darf man sie nicht unterhalb einer minimalen Grenze des Lebensnotwendigen dahinvegetieren lassen« (Stoecker, 2019, S. 24).
- Je belasteter jemand ist, desto ähnlicher wird das, was jemand benötigt, dem, was alle in Not benötigen. Das gilt für körperliche Bedürfnisse wie Hunger, aber auch für seelische. Ein trauernder und verzweifelter Mensch ist ein trauender und verzweifelter Mensch, egal, woher er kommt, welche Sprache er spricht und welcher Religion er angehört. Und er braucht Mitgefühl, auch konkrete Hilfen, z. B. etwas zu essen und Wohnraum sowie Ermutigung und das Nähren von Hoffnung – und dies alles unter Beachtung seiner Würde. Dies wiederum darf keine Rechtfertigung sein, dem individuellen Menschen nicht mehr in seiner Eigenart zu begegnen.
- Es sollte uns ein Anliegen sein, Geflüchtete trotz aller Traumata auch als die starken und mutigen Menschen zu sehen, die sie einst waren und immer noch sind, und dabei behilflich zu sein, ihre ressourcenreichen inneren Anteile wieder besser verfügbar zu machen.
- In der psychotherapeutischen Arbeit gilt es, anzuerkennen, dass man nicht alles durch Machen verän-

dern kann, dass es auch ums Stillwerden und vor allem ums füreinander Dasein gehen sollte.
- Benötigt wird Respekt vor den Unterschieden – was in jeder Psychotherapie und in jeder zwischenmenschlichen Begegnung wichtig ist – sowie ein freundlicher Blick auf alles, was uns miteinander verbindet.
- Elementar ist auch Respekt vor Erfahrungen, die uns nur von den Betroffenen selbst erklärt werden können, weil wir das Glück hatten, sie nie machen zu müssen. Es bedarf der Bereitschaft, Schubladendenken aufzugeben und bereit zu sein, neue Räume zu betreten, selbst wenn sie uns ängstigen.

3.8 Was wehtut und wie wir Hass verringern können

Wie erwähnt sprach Thomas Jefferson (1826) Sklaven unveräußerliche Menschenrechte und damit Würde ab, da sie mehr »Sinnesempfindung als Verstand« (»more of sensation than reflection«; o. S.; Übers. Rorty, 1991/2000, S. 241) besäßen. Auch in der heutigen Zeit wird immer wieder argumentiert, ein Mensch besitze nur dann Würde, wenn er sie sich verdiene und verdienen könne, wenn er sie sich erarbeite. Heute wird jedoch der Anspruch eines jeden Menschen gesehen, nicht entwürdigt oder erniedrigt zu werden. Was bedeutet das? Wie können wir die Empfindung von Würde fördern? Ich gehe davon aus, dass Hoffnung etwas ist, was gebraucht wird, auch Ermutigung und Solidarität. Es ermutigt, wenn der Hirnforscher Fabrizio Benedetti (2011) festhält, dass es für Patientinnen und Patienten wichtig ist, Hoffnung zu entwickeln und geheilt zu werden und dass mitfühlende medizinische sowie andere Begleitende diese Hoffnung durch ihr Mitgefühl hervorrufen. Mitgefühl ist auch eine Basis für Würdeorientierung. Denn wie könnten wir das Würdeprinzip ernst nehmen, wenn wir nicht zur Einfühlung und zum Mitgefühl fähig wären? So scheint es eine direkte Verbindung zwischen Hoffnung, Mitgefühl und Würdeorientierung im Prozess der medizinischen und psychotherapeutischen Behandlung einerseits und gegebenenfalls Heilung oder auch Linderung des Leids der Patientinnen und Patienten andererseits zu geben. Hoffnung zu ermöglichen, Mitgefühl zu zeigen sowie zu entwickeln und der Respekt vor der Würde gehören zusammen.

Zur Würdeorientierung rufen auch unsere Gesetze auf: »Der Schutz der Menschenwürde steht nicht nur im Text des Grundgesetzes an erster Stelle, er hat auch überragende Bedeutung als oberster Verfassungswert und tragendes Verfassungsprinzip [...]. Kein Gesetz darf also zu einem Eingriff in die Menschenwürde ermächtigen, und seien die dafür angeführten Gründe auch von noch so hohem Rang« (Metzner, 2017, S. 24). Beispiele, dass dies dennoch missachtet wird, finden sich leider viel zu oft.

Mitgefühl *und* Gerechtigkeitssinn wiederum werden benötigt, um Wunden zu heilen und Hass zu verringern. Mitgefühl als wichtiger Wert scheint inzwischen in der Gesellschaft »angekommen« zu sein. Es sollte dabei nicht nur denen gelten, die wir begleiten, sondern auch uns selbst, um unsere Grenzen freundlich anerkennen zu können.

An dieser Stelle möchte ich an die Erzählung vom barmherzigen Samariter erinnern. Der Samariter entstammte einem als religiös minderwertig angesehenen, verachteten Nachbarvolk. Das bedeutet offenbar, dass wir christlich sozialisierten Menschen »Compassion« – das lateinische oder auch englische Wort für Mitgefühl – (auch) von anderen lernen könnten. Wir könnten miteinander erfahren, dass Compassion ein »Geschenk des Himmels an alle Menschen [ist], die guten Willens sind« (Krause u. Steinkamp, 2011, S. 25)

Im Kontext des Nachdenkens über unsere Begegnung mit Geflüchteten in einer Gruppe von Helfenden kam immer wieder die Frage auf, wie weit die Verpflichtung geht, andere (Fremde) zu unterstützen. Wir bemerkten, dass wir uns oft in einem Zwiespalt befanden, wenn es um Ohnmachtsgefühle geht, und dass es dann helfen könnte, sich zu fragen, ob man sich wirklich ohnmächtig fühlen muss, wenn man nicht die Welt retten kann. Es kann bereits förderlich sein, sehr genau hinzuschauen, sich nichts vorzumachen und die eigenen Grenzen zu respektieren. Aber vielleicht fühlt es sich manchmal gut an, wenn ich meine Grenzen ein wenig überschreite? Und mir sogar erlaube, für andere zu kämpfen?

Wenn wir uns mit Gerechtigkeit gegenüber unseren Weltgeschwistern befassen, müssen wir uns eingestehen, dass es sehr viel Ungerechtigkeit gibt. Eventuell müssen wir uns fragen, inwieweit es helfen könnte, sich politisch mehr zu engagieren, und ob wir diesen Mangel an Engagement für soziale Fragen nicht mit Beratung oder Psychotherapie – wenn überhaupt – ausgleichen können. Wir sind privilegiert, und nicht zuletzt deshalb entscheiden wir uns, uns zu engagieren. Ohne Wehleidigkeit zu erkennen, wo unsere eigenen Grenzen liegen und was uns realistischerweise möglich ist, scheint dabei wichtig. Ohne eine Vorstellung davon, was gut ist für uns selbst und andere, können wir nicht gerecht sein. Es hilft, dankbar sein zu können, also die Empfindung zuzulassen, dass andere uns wohltun, und daraus resultierend das Bedürfnis zu entwickeln, dafür zu sorgen, dass es anderen auch gut gehen sollte. Mitgefühl hat damit zu tun, dass man spüren kann, wie es einem anderen geht, und dass man Hilfreiches – es heißt auch »Heilsames« – bewirken will. Dabei soll aber die Freundlichkeit sich selbst gegenüber nicht unter den Tisch fallen. Ehrlich mit sich sein, sich nicht größer und großzügiger machen wollen, als es eben geht, hat Bedeutung. Demut und Bescheidenheit können uns dabei unterstützen, das beschreibt neuerdings sehr genau der Medizinethiker Giovanni Maio (2018). Wir können unsere Grenzen erkennen und aushalten lernen. Trotzdem kann man sich fragen, ob es gerecht zugeht auf der Welt, und die Antwort ist sicher »Nein«. Es geht um die Frage, wie viel ich zur Gerechtigkeit beitragen kann, ohne mir selbst gegenüber – vor lauter Moral – ungerecht zu werden.

Als psychosozial Helfende wissen wir, dass Macht- und Geldgier aus abgewehrtem Ohnmachtserleben entstehen kann. Dies könnte Fehlentwicklungen begreifbar machen, arrogantes Gehabe mancher einflussreicher Menschen erhellen und auch den nicht-einfühlsamen, ja gewalttätigen Umgang mit geflüchteten Menschen erklären, wenn auch keinesfalls rechtfertigen! Nicht zuletzt spiegeln diese Menschen uns unsere eigene Verletzbarkeit und Gebrechlichkeit, was wiederum an ihnen bekämpft wird.

Gerade wenn traumatisierte Menschen uns von Ohnmachtssituationen berichten, kann dies in uns im Sinne der Gegenübertragung Ohnmachtserfahrungen auslösen. Wenn wir uns dann nicht sicher fühlen in dem, was wir tun sollten und können – und dazu gehört auch eine Sicherheit des Würdeempfindens aus einer Akzeptanz unser aller Verletzlichkeit heraus –, kann es zu Fehlentwicklungen und Versagen von Empathie und Mitgefühl kommen.

Dies führt geradewegs zur Verletzlichkeit und zum Recht auf Scheitern. Damit sei nochmals die Philosophie von Emmanuel Levinas (1961/1987) genannt. Er beschäftigte sich besonders ausführlich mit der Herausforderung, vor die uns die Verletzlichkeit des anderen Menschen stellt. Er fasst das Gesicht des anderen als explizite Mahnung und Aufforderung, ihn nicht zu töten bzw. seiner Seele und seinem Körper zu schaden (vgl. S. 63 f.). Wir möchten ja oft etwas erreichen und uns anerkannt fühlen. So können sich z. B. aus dem immer stärker werdenden Bedürfnis nach Wissenschaftlichkeit Entwicklungen ergeben, die mit der Menschenwürde nur noch schwer vereinbar sind. Denn aus Wissenschaftlichkeit könnte sich rasch Rechthaberei entwickeln.

Auch in der psychosozialen Begleitung sind wir davon bedroht, zu schnell zu sein, weil wir mehr zu wissen glauben als Hilfesuchende. Gelangen wir dort mit unserem Wissen nicht an unser selbst gestecktes Ziel, könnte uns das aggressiv machen, und wir könnten es den Hilfesuchenden anlasten, statt uns zu fragen, ob wir mit dem, was wir vorhaben, den anderen Menschen und dessen Möglichkeiten aus dem Blick verloren haben. Die feste Überzeugung, dass ein Konzept, das sich bewährt hat, auch beim nächsten Fall bzw. Menschen wieder anzuwenden sei, kann dazu führen, dass wir verletzend werden.

Besteht unser Ausgangspunkt darin, dass alle Menschen ein Recht darauf haben, ihre basalen Bedürfnisse zu befriedigen, so folgt daraus das Recht auf wechselseitigen Respekt. Moderne Philosophinnen und Philosophen sehen daher die Verletzlichkeit des Menschen als Grund für das Recht auf Würde an. Maio (2018) empfiehlt die Berücksichtigung der Werte Sorgfalt und Geduld, Offenheit und Feinsinn, Takt und Begegnungsbereitschaft, Behutsamkeit und Demut und Unbeirrbarkeit und Treue zum sozialen Auftrag.

Einen weiteren Aspekt des Themas greift Paul Parin (1975, S. 101) auf, der psychosozial Helfenwollenden empfahl, zu erkennen, welche Einflüsse die Makrosozietät eines Volkes, einer Klasse, einer sozialen Schicht auf ihre Klientel und sie selbst ausgeübt hat und noch ausübt. Konkret kann das bedeuten, dass wir uns den Einfluss neoliberalen Denkens in allen Bereichen der Heilkunde bewusster machen, um ihm wo immer möglich zu widerstehen. Nach meiner Erfahrung handelt es sich hier um einen schleichenden Prozess, den wir lange nicht erkannt haben, und jetzt gibt es ein böses Erwachen. Immerhin kann dies helfen, nach anderen als den inzwischen seit etwa zwanzig Jahren gebräuchlichen menschenverachtenden Lösungen zu suchen.

Daher erscheint es wichtiger denn je, dass die Politik Stellung bezieht, wie es Wolfgang Schäuble am 31. Januar 2019 anlässlich des Gedenkens an die Opfer des Nationalsozialismus im Deutschen Bundestag getan hat: »Der Artikel 1 des Grundgesetzes ist die Antwort auf die Erfahrung, dass die Würde des Menschen millionenfach verletzt und geschändet wurde« (Schäuble, 2019). Artikel 1 ist immer noch Verpflichtung und Geschenk der Mütter und Väter des Grundgesetzes an uns Nachgeborene. Ein Geschenk, das uns zur Nachdenklichkeit einlädt.

Auch der frühere Bundespräsident Horst Köhler (2017) hat sich in einem bemerkenswerten Vortrag vor Wirtschaftswissenschaftlerinnen und -wissenschaftlern deutlich positioniert: »Ich glaube [...] fest, dass [...] auch die Schwachen geschützt werden müssen [...]. *Und ich glaube, dass die Marktwirtschaft ein Ordnungsprinzip für die Wirtschaft ist, und nicht für alle menschlichen Lebensbereiche. Was Würde hat, das darf kein Preisschild haben.* Wir müssen uns fragen, wie weit der globale Kapitalismus, wie wir ihn heute erleben, noch etwas damit zu tun hat. Seine inhärente Erbarmungslosigkeit gegenüber Verlierern, seine Schlitzohrigkeit gegenüber Regeln, seine Gleichgültigkeit gegenüber ökologischen Externalitäten, und seine ungeheure Fähigkeit, sich Dinge Untertan [sic!] zu machen, die eigentlich keiner Marktlogik folgen sollten – davor haben Philosophen und Ökonomen, haben Kant und Smith und Röpke und viele andere durch die Geschichte hindurch gewarnt« (S. 12; Hervorh. L. R.).

3.9 Care-Ethik und Begleitung von traumatisierten Flüchtlingen – eine Herausforderung

In den »ethics of care« (Held, 2006) wird die moralische oder besser wohl ethische Bedeutung von Beziehungen hervorgehoben. Hierbei geht es um ein Erkennen und Handeln unter Bezugnahme auf die menschlichen Bedürfnisse derjenigen Personen, für die wir Verantwortung übernehmen. Es geht in der Care-Ethik um das Bewusstsein, dass Menschen voneinander abhängig sind und miteinander auch in unfreiwilligen Beziehungen stehen können, wie z. B. in manchen Beratungssituationen. Genau hier betont die Care-Ethik die damit zusammenhängenden ethischen Herausforderungen: Menschen werden nicht nur als rational und abstrakt *denkende* Individuen betrachtet, sondern als emotional reagierende Personen, die aktuellen situativen Aspekten ausgesetzt sind, in denen Leidvolles reaktiviert, aber leider auch teilweise wieder erlebt wird (Trachsel, Gaab u. Biller-Andorno, 2018, Kindle-Positionen 1106–1115). Dies bedeutet neben Kenntnissen über Traumatisierungen und deren Folgen auch, dass wir uns um Mitgefühl mühen. Mitgefühl definiere ich hier wie erwähnt als Einfühlung in das Leiden der zu Begleitenden und die Bereitschaft, hilfreich zu handeln, ja, dies auch zu tun. Die dafür notwendigen Haltungen illustriere ich an Berichten von Kolleginnen und Kollegen, die derzeit einerseits als freiwillige Helfende und andererseits in der Behandlung von Geflüchteten aktiv sind.

Manche Psychotherapeutinnen und -therapeuten scheinen zu meinen, dass man traumatisierte Flüchtlinge genauso behandeln kann wie deutsche traumatisierte Patientinnen und Patienten. Damit wird Geflüchteten unsere Sicht der Dinge beinahe »automatisch« übergestülpt, was eine Würdeverletzung an sich sein kann, wenn auch nicht immer muss. Zwar gibt es manchmal Gemeinsamkeiten, denn leidende Menschen haben viel gemeinsam, häufig aber bestehen große Unterschiede im »Weltverstehen« und auch sich selbst Verstehen. Menschen aus einer kollektivistisch orientierten Kultur begegnen vielen Dingen anders als jene aus einer individualistisch orientierten Kultur wie der unseren. Und auch Trauma ist nicht gleich Trauma, insofern empfiehlt sich eine genaue Erkundung dieses Bereichs. Viel Erfahrung in der Behandlung von in der Kindheit traumatisierten Menschen zu haben, bedeutet nicht, Folteropfer gut begleiten zu können. Ein würdevoller Umgang verlangt auch, über Wissen zu verfügen, das annähernd nachvollziehen hilft, was ein anderer Mensch erlitten hat. Es ist ein natürlicher Schutz, auf extrem Schmerzhaftes möglichst nicht allzu genau zu schauen. Dies ist verständlich, aber nicht immer hilfreich. Letztlich geht es auch darum, die Patientinnen bzw. Patienten als Expertinnen und Experten ihrer je eigenen Erfahrungen zu respektieren, auch im Umgang mit ihren Erfahrungen. Hier bewähren sich die bereits erwähnten Haltungen der Bescheidenheit und Demut.

Sind wir nicht respektvoll, so kann daraus großes Misstrauen resultieren, das zwar teilweise durch die traumatisierenden Erfahrungen im Heimatland und/oder auf der Flucht zu erklären ist. Aber eben auch mit dem an manchen Orten und durch eine entsprechende Politik geförderten, die Menschenrechte katastrophal verletzenden Umgang mit Betroffenen. Wie kann ein durch andere schwer verletzter Mensch Vertrauen in Therapeutinnen oder Therapeuten haben? Hier braucht es viel Geduld, Einfühlungsvermögen, Mitgefühl – und nicht nur psychologisches Wissen, sondern auch sozialpsychologisches. Damit meine ich: Was richtet der behördliche und zwischenmenschliche Umgang mit Geflüchteten an, wenn dieser fast ausschließlich von Abwehr getragen ist?

Ein aktueller Bericht aus einem Lager für Geflüchtete skizziert solche Umstände, die auch deutlich machen, dass traumatisierte Flüchtlinge durch die Behandlung in Lagern erneut traumatisiert werden: »Zwischen Pappkartons, Planen und Plastikflaschen haust Annick Toudji. Es stinkt nach Urin, von oben ist er den Hang herabgeronnen, vorbei an wackeligen Zelten, vorbei an den Steinen, zwischen denen Annick Toudji gleich Feuer machen will. Der beißende Geruch hängt ständig in der Luft. Toudji, 33, groß und hager, hockt auf einem Baumstumpf. Mit kurzen, entschlossenen Hieben schneidet sie ihre Fleischtomate in einen Topf. ›Das ist unser Dschungel‹, sagt sie. Im Dschungel gibt es keine Toilette, keinen Strom. Stattdessen gibt es: Ratten, Kakerlaken, Krätze. Tausende Migranten vegetieren hier auf der griechischen Insel Samos vor sich hin. Toudji ist eine von ihnen, vor knapp einem Jahr begann ihre Flucht aus Kamerun. Die Migranten passen nicht mehr in das offizielle Flüchtlingslager auf Samos. Schon lange quillt es über, links und rechts kam Zelt um Zelt hinzu. So entstand der Dschungel. *Mehr als 3800 Migranten leben derzeit am Hang und im Lager, das für nur 648 Personen ausgelegt ist.* Kein anderer sogenannter Hotspot auf den ägäischen Inseln ist so überfüllt. Die Migranten dürfen nicht weg, Samos hat sich in ein Gefängnis verwandelt. Die Situation sei außer Kontrolle, urteilt die Hilfsorganisation Ärzte ohne Grenzen. […] Die Migrationskrise ist nicht überwunden, sie konzentriert sich vielmehr unter anderem auf den fünf Inseln in der Ägäis. Dort kommen zwar weniger Menschen an als zum Höhepunkt der Krise – doch sie leiden mehr. Das Anti-Folter-Komitee des Europarats kritisierte Griechenland kürzlich für seinen Umgang mit Migranten und Flüchtlingen. […] Annick Toudji wartet nun seit zwei Stunden, dass sich die Tür zu seinem Büro öffnet. Nervös rutscht sie auf der Steinstufe hin und her und erzählt mit leiser

Stimme ihre Geschichte. Die Familie Toudji stammt aus Bambili, einem kleinen Ort im Nordwesten Kameruns. Hier kämpfen Separatistengruppen seit Jahren gegen das Militär. Auf ihrem Handy zeigt Annick Toudji Fotos von dem abgebrannten Haus ihrer Familie. Ein Balken, ein Stück Dachpappe, mehr ist nicht geblieben. Die Rebellen hätten ihren Vater und ihre Mutter getötet, der Bruder sei geflohen, vermutlich nach Nigeria. ›Mich haben die Männer im Busch gefunden und vergewaltigt‹, sagt sie. ›Immer wieder.‹ Seitdem kämpft sie mit Infektionen, langes Sitzen schmerzt. Ihre Flucht führte die Kamerunerin per Flugzeug in die Türkei, zu einem Onkel. Monate verbrachte sie an der türkischen Westküste, nähte Knöpfe an Hemden und Blusen. Dann habe der Onkel von ihr verlangt, dass sie sich prostituiere. Deswegen sei sie auf das Boot eines Schmugglers gestiegen. So erzählt es Annick Toudji, nachprüfen lässt sich das nicht. Von Samos wusste sie damals nichts. Aber in Europa, so dachte Annick Toudji, könnte ihr Leben wieder besser werden. Nun hängt Toudji seit Anfang des Jahres im Dschungel fest. Wenn es regnet, läuft ihr Zelt voll Wasser. Dreimal pro Tag muss sie sich in die Schlange vor der Essensausgabe stellen. Zwei, drei Stunden dauert es dann, bis sie die aufgewärmte Tiefkühlkost bekommt. Nachts plagen sie Panikattacken und Albträume. Die Träume suchten sie schon heim, bevor sie nach Samos kam. Der Dschungel machte es schlimmer. […] Neben dem Stacheldraht hängt der Lautsprecher, der den Rhythmus des Camps vorgibt. Aus ihm knarzt die Stimme der Camp-Mitarbeiterin. Wer aufgerufen wird, muss herbeieilen, sonst verstreicht die Chance auf eine Asylanhörung. *Auf diesen Termin warten die Asylbewerber oft jahrelang.* Es fehlt an griechischen Übersetzern, die Farsi oder Urdu sprechen. Eine afghanische Familie, die im unteren Teil des Camps lebt, kann deshalb erst 2021 angehört werden. Vermerkt ist das Datum auf einem blauen Papierlappen.

›Ausweis‹ nennen die Migranten ihn. Ein deutsches Wort, mitten im Dschungel« (Lüdke u. Christedes, 2019, o. S.; Hervorh. L. R.).

Bitte lesen Sie diesen Text durch die »Würdebrille«: Es wird Ihnen nicht entgehen, wie viele Würdeverletzungen in ihm stattfinden. Aber nicht nur in Griechenland spielen sie sich ab, leider auch bei uns! Es gilt, bereit zu sein, sich vorzustellen, welche schlimmen Erfahrungen Geflüchtete gemacht haben und leider oft immer noch machen, damit wir als Begleitende überhaupt fähig sind, angemessen da zu sein: Es geht um genaues Hinsehen, darum – leider! –, für möglich zu halten, dass behördlicherseits an manchen Orten schwere Würdeverletzungen vorkommen, und uns um Solidarität zu bemühen.

So sieht sich die Bunderegierung laut einem Bericht der BAfF (Bundesweite Arbeitsgemeinschaft der psychosozialen Zentren für Flüchtlinge und Folteropfer) auch nicht in der Pflicht, für traumatisierte Geflüchtete zu sorgen. In dieser Stellungnahme ist zu erfahren, dass die Bundesregierung der Meinung sei (Deutscher Bundestag, 2019), dass es dafür Psychosoziale Zentren gebe. Vielleicht sollte man dazu wissen, dass diese 53 Zentren im Durchschnitt gerade einmal 57.000 Euro pro Jahr vom Bund erhalten. Das wäre also etwa eine volle Arbeitsstelle. Mit diesem Wissen wird die Aussage der Bundesregierung zum blanken Hohn. Ich kenne einige dieser Zentren gut, da ich sie gelegentlich beraten darf, und ich weiß, wie engagiert, kompetent und hart dort gearbeitet wird, und wie viel mehr an Unterstützung für die Helfenden und die Geflüchteten nötig wäre. Ein anderer Punkt kommt hinzu: Die BAfF beklagt in ihrer Stellungnahme außerdem, dass in Ablehnungen generell keine sachliche Auseinandersetzung mit Erkrankungen erkennbar sei. Stattdessen erfolgten Ablehnungen häufig pauschal mit immer ähnlichen Formulierungen, etwa, dass die Mindestanforderungen nicht erfüllt seien, der

Nachweis einer schwerwiegenden Erkrankung nicht erbracht, die Stellungnahme nicht aussagekräftig sei oder das Stattfinden des traumaauslösenden Ereignisses nicht ausreichend belegt wurde. Ich habe von verschiedenen Kolleginnen und Kollegen, die in dem Bereich tätig sind, erfahren, wie fadenscheinig diese Begründungen sind, und die Behörde darin ihren Pflichten nicht nachkommt.

In der abschließenden Bewertung der BAfF heißt es: »*Die Antwort der Bundesregierung lässt das notwendige Problembewusstsein für die Situation traumatisierter Geflüchteter in Deutschland vermissen* […]. Die bestehenden Regelungen und Praktiken sind […] nicht ausreichend, um den Bedürfnissen der Betroffenen gerecht zu werden. Erforderlich sind vielmehr eine systematische und nicht bloß anlassbezogene Prüfung besonderer Schutzbedarfe, die Anerkennung psychologischer Expertise sowie die Verbesserung der Versorgungssituation, u. a. durch eine zielführende extensive Auslegung der Ermächtigungsregelung und eine nachhaltige Strukturfinanzierung der Komplexleistungen, die von den Psychosozialen Zentren für Flüchtlinge und Folteropfer erbracht werden« (BAfF, 2019, S. 3; Hervorh. L. R.). Weiter heißt es in der Stellungnahme: »*Im Moment kommt Deutschland seinen Verpflichtungen, die sich aus der UN-Antifolterkonvention (Convention against Torture, CAT) ergeben, nicht nach.* Durch die Konvention sind die Regierungen aufgefordert, die internationalen Standards zur Untersuchung und Dokumentation von Folter einzuhalten. Überlebende von Folter müssen die Möglichkeit und den uneingeschränkten Zugang zu einer kompetenten Feststellung und Dokumentation der Folgen der erlittenen Gewalterfahrungen bekommen, wie dies im Istanbul-Protokoll dargelegt ist. Der Ausschluss einer gesamten Berufsgruppe, die zur Diagnostik und Dokumentation psychischer Erkrankungen befähigt ist, wird die Einhaltung dieser Verpflichtung in der Praxis verunmöglichen« (S. 3; Hervorh. L. R.). Gemeint sind hier psychologische Psychotherapeutinnen und -therapeuten, deren gutachterliche Stellungnahmen nicht mehr als ausreichend akzeptiert werden, sondern ausschließlich die von Ärztinnen und Ärzten. Häufig aber verstehen gut ausgebildete psychotherapeutische Kräfte mehr von seelischen Leiden als Medizinerinnen und Mediziner, die sich hier nicht immer gut auskennen, wenn sie nicht entsprechend spezialisiert sind. »Darüber hinaus«, so die BAfF weiter, *»ergibt sich aus der UN-Antifolterkonvention die Pflicht, spezialisierte Leistungen für die medizinische, psychologische, rechtliche und soziale Rehabilitation für Opfer von Folter bereitzustellen. Diese Leistungen müssen verfügbar, angemessen und zugänglich sein«* (S. 3; Hervorh. L. R.). Ich weiß, dass dem nicht so ist und das in einem Land, das aufgrund der eigenen Geschichte wissen könnte, wie wichtig entsprechende Hilfen sind. Abschließend heißt es in der Stellungnahme der BAfF ganz klar:

»In Deutschland haben Geflüchtete, die in ihren Herkunftsländern Opfer von Folter geworden sind, weder Zugang zu den Leistungen des Opferentschädigungsrechts noch einen gleichberechtigten Zugang zum Gesundheitssystem. Auch für die Psychosozialen Zentren gibt es staatlicherseits kein Finanzierungskonzept. Die Psychosozialen Zentren sind stark von privatem Kapital abhängig; zugleich erbringen sie Leistungen, deren Finanzierung eigentlich in staatlicher Verantwortung liegt« (S. 3). Es ist nachvollziehbar, wie sehr diese Regelungen die Zentren belasten. Immer wieder kommt es mir so vor, als würden die, die sich um Geflüchtete intensiv bemühen, in ähnliche Situationen gebracht wie die Geflüchteten selbst.

Die BAfF führen in ihrer Stellungnahme weiter aus, dass Deutschland zu bestimmten Fürsorgeleistungen verpflichtet ist: »Deutschland ist völker- und europarechtlich zum Schutz des Rechts auf Gesundheit für jede*n verpflichtet. Dieser Verpflichtung nachzukommen, hieße, Geflüchteten unabhängig vom Aufenthaltsstatus einen gleichberechtigten Zugang zu den Strukturen des Gesundheitssystems zu gewähren. Gleichberechtigt kann dieser Zugang nur dann sein, wenn er auch die besondere Vulnerabilität geflüchteter Klient*innen berücksichtigt. Dafür müssten die Leistungsansprüche aus der EU-Aufnahmerichtlinie durch ein bedarfsgerechtes, einheitliches Rahmenkonzept zur Identifizierung und Versorgung vulnerabler Geflüchteter umgesetzt und die Benachteiligung von Geflüchteten durch eine gesetzliche Regelung zur Übernahme von Dolmetscherkosten reduziert werden. Ein solch regulärer, barrierearmer Zugang zur Gesundheitsversorgung würde traumatisierten Geflüchteten erlauben, die Behandlung in Anspruch zu nehmen, die für den Schaden, der ihnen durch Folter, Vergewaltigung oder andere schwere Gewalttaten zugefügt wurde, erforderlich ist. Er ist eine gesundheitspolitische Aufgabe, der sich nicht länger zugunsten migrationspolitischer Erwägungen entzogen werden kann« (S. 3)

Klare Worte, denen ich mich anschließe, weil ich denke, dass sie genau beschreiben, was zu geschehen hätte, wenn wir uns an die zu Beginn des Buches zitierte Deklaration halten und überhaupt jederzeit die Menschenrechte und das Grundgesetz ernst nehmen würden. In den letzten Jahren ist nicht zu übersehen, dass sich an vielen Stellen, auch bei Politikern, regelrecht eine Missachtung der Grundrechte abzuzeichnen scheint, so als sei das das »Normalste von der Welt«.

Eine ehrenamtlich engagierte Ärztin, mit der ich seit Jahrzehnten zusammenarbeite, schreibt mir zum Umgang mit traumatisierten Geflüchteten im Asylverfahren (persönliche Mitteilung in einer an mich gerichteten E-Mail im August 2019):

»Zum medizinischen Hintergrund: Schwere traumatische Erfahrungen beschädigen das Erinnerungsvermögen durch Blockierung bestimmter Hirnregionen. Die Erlebnisse werden fragmentiert gespeichert und können nicht vollständig und chronologisch erinnert werden. Betroffene werden dann bei der Anhörung von ihren traumatischen Erlebnissen und der damit verbundenen Angst und Ohnmacht überflutet und retraumatisiert. Oder aber sie vermeiden zum Selbstschutz alle Erinnerungen und Gedanken an die Vergangenheit und erstarren (Freezing). Diese Menschen wirken dann im Interview teilnahmslos, schweigsam und ›unkooperativ‹ oder aber unruhig und vielleicht sogar aggressiv. Da sie über ihre Erfahrungen nicht vollständig, chronologisch und widerspruchsfrei berichten können, wird ihr Vortrag dem Anhörer dann unglaubwürdig erscheinen und zu einer Fehleinschätzung und wahrscheinlich Ablehnung des Asylgesuchs führen.

Diese Problematik wurde auf EU-Ebene erkannt und aus diesem Grunde in der EU-Verfahrensrichtlinie 2013/32/EU Garantien für schutzbedürftige Flüchtlinge festgelegt. Diese Richtlinie ist rechtsverbindlich. Die Richtlinie sieht explizit vor, dass Asylsuchende, die besondere Verfahrensgarantien benötigen, eine angemessene Unterstützung erhalten, um die Voraussetzungen dafür zu schaffen, dass sie das Asylverfahren effektiv in Anspruch nehmen können. Aus den Vorgaben der Richtlinie, dass eine Prüfung zu erfolgen hat, ergibt sich, dass diese systematisch sein muss. Diese Bestimmungen laufen solange ins Leere, wie es kein geregeltes Verfahren zur Identifizierung der Betroffenen gibt, und die Asylsuchenden, wenn sie wie alle anderen behandelt werden, in den ›effizienten Schnellverfahren‹ im Ankunftszentrum nicht die notwendige Zeit zur Vorbereitung auf die Anhörung haben.« Das eben ist ein Problem, wenn Asylsuchende »wie alle anderen« behandelt werden, denn Traumatisierungen können

Menschen schwer belasten und verändern. Die Kollegin fährt fort:

»Diese Identifizierung ist eben auch dann, wenn Sonderbeauftragte in das Verfahren eingeschaltet werden, wegen deren mangelhafter Ausbildung nicht gewährleistet. Die Ausbildung der Sonderbeauftragten, zurzeit gibt es 246, erfolgt in einem Modul des EASO Training Curriculums, das aus einer vierwöchigen Onlinephase (30–40 Stunden) und einer dreieinhalbtägigen Präsenzveranstaltung besteht. Eine derartige Schulung kann vielleicht zu einer sensibleren Befragung traumatisierter Menschen befähigen, keinesfalls qualifiziert sie jedoch einen Laien dazu, das Ausmaß einer psychiatrischen Erkrankung eines Menschen einzuschätzen oder eine fachärztliche Stellungnahme zu beurteilen. Dazu bedarf es einer langjährigen fachärztlichen oder fachpsychotherapeutischen Weiterbildung und klinischer Erfahrung.

Da diese Identifizierung schutzbedürftiger Flüchtlinge bundesweit nicht oder nur zufällig stattfindet, haben wir als Teilnehmer eines Arbeitskreises des BHFI (Bündnis Hamburger Flüchtlingsinitiativen) die für die Aufnahme in unserem Bundesland zuständige Behörde ausdrücklich auf diese Verpflichtung hingewiesen und die Einhaltung der Richtlinie angemahnt. Trotz verschiedener Gespräche und ausführlichem Schriftwechsel haben wir damit letztlich keinen Erfolg gehabt.«

Weiter berichtete die Kollegin mir über ihre Erfahrungen bei der Begleitung von Flüchtlingen zur Anhörung beim Bundesamt für Migration und Flüchtlinge (BAMF) aus dem Jahr 2016:

»In den Räumlichkeiten der kurzfristig angemieteten Außenstelle herrschte ein organisatorisches Chaos und massiver Zeitdruck. Die Flüchtlinge wurden von Wachmännern herumkommandiert und saßen stundenlang in stickigen Räumen, um dann z. T. unverrichteter Dinge nach Hause geschickt zu werden, obwohl sie für 8.00 einen Termin hatten. Einige Menschen zitterten, ich konnte ihre Angst spüren.

Bei einigen Dolmetschern war die Übersetzung ins Deutsche unverständlich. Ich erlebte einen Dolmetscher, der einem Flüchtling das Recht auf einen eigenen Beistand streitig machen wollte, obwohl diese Möglichkeit nach § 14 Verwaltungsverfahrensgesetz eindeutig gegeben ist. Ein Dolmetscher versuchte, einen Geflüchteten gezielt einzuschüchtern und ihm eine andere Herkunft zu unterstellen. Dies konnte nur durch Intervention von mir und dem eigenen mitgebrachten Dolmetscher aufgedeckt werden.«

Weiter kritisiert die Kollegin den Umgang mit fachärztlichen Stellungnahmen durch das BAMF. »Wiederholt habe ich erlebt, dass das BAMF qualifizierte fachärztliche Stellungnahmen zur Traumatisierung der Betroffenen entweder völlig ignoriert oder als nicht nachvollziehbar und damit unbegründet abgetan hat. Auch andere Kollegen und mehrere Anwälte für Ausländerrecht haben mir von entsprechenden Erfahrungen berichtet.

In einem Fall wurde die ausführlich begründete fachärztliche Stellungnahme vom BAMF als nicht nachvollziehbar in Frage gestellt, der beigefügte Notfallbericht einer Psychiatrischen Klinik ignoriert und stattdessen moniert, dass keine weiteren Atteste eingereicht wurden. Das Verwaltungsgericht hat dann aber den aktualisierten fachärztlichen Bericht akzeptiert und daraus ein Abschiebungshindernis aus gesundheitlichen Gründen begründet.

Als Ärzte können wir verlangen, dass qualifizierte ärztliche Berichte, die alle Anforderungskriterien des Verwaltungsgerichts erfüllen, vom BAMF ebenso selbstverständlich akzeptiert werden. Es ist weder im Interesse des Antragstellers noch der überlasteten Gerichte, dass der Betroffene erst eine Klage einreichen muss, um eine Beachtung ärztlicher Atteste zu erlangen.

Bei einem meiner Patienten war ein fachärztliches Attest mit Hinweis auf die besondere Schutzbedürftigkeit eingereicht worden. Er war schwer traumatisiert, hat aber alle Fragen beantwortet, obwohl das für ihn äußerst mühsam war. Der Entscheider, der ein anderer war als die Anhörerin, bemängelte, dass er nicht detailliert genug geantwortet hatte und leitete daraus eine Unglaubwürdigkeit ab. Er bekam eine Ablehnung. Der Betroffene war als Dolmetscher bei einem amerikanischen Minenräumkommando tätig gewesen, was ebenso belegt werden konnte wie der von den Taliban auf ihn ausgeübte Mordanschlag. Aus den amerikanischen Truppen war im BAMF-Bescheid das Rote Kreuz geworden und bei der Akteneinsicht zeigte sich, dass weder der Zeitungsbericht mit seinem Foto über den Mordanschlag noch der Drohbrief der Taliban übersetzt worden war.

Allerdings hat das BAMF in einem Gespräch zugestanden, dass im Jahre 2016 auf Grund des großen Andrangs der Flüchtlinge Fehler vorgekommen seien, die z. T. durch die Gerichte korrigiert werden mussten. Inzwischen habe man aber die Abläufe grundsätzlich geändert und eine wirksame Qualitätssicherung eingeführt. Selbst wenn diese Behauptung tatsächlich zuträfe, wird menschliches Versagen gerade im Umgang mit Traumatisierten immer wieder stattfinden. Wir können uns aber in der zukünftigen Auseinandersetzung mit dem BAMF auf eine gewisse Bewusstseinsänderung, unabhängig von deren Motivation, berufen.«

Dieser weit verbreitete Umgang mit Geflüchteten scheint mir vielleicht sogar Methode zu haben, denn mit Sicherheit ist das, was die Kollegin hier hervorhebt, behördlicherseits nicht gänzlich unbekannt. In jedem Fall ist er Würde verletzend.

Es wird für mich erkennbar, mit welchem Ohnmachtserleben nicht nur die Geflüchteten, sondern auch ihre Helferinnen und Helfer durch das Verhalten von Behörden konfrontiert sind. Es wurde mir gerade für das Jahr 2016 von organisatorischem Chaos und massivem Zeitdruck in den Aufnahmeeinrichtungen berichtet. Die Flüchtlinge seien von Macht ausspielenden Wachmännern herumkommandiert worden und hätten stundenlang zusammengepfercht in stickigen Räumen gesessen, um dann unter Umständen unverrichteter Dinge nach Hause geschickt zu werden, obwohl sie einen Termin gehabt hätten.

Ein weiteres Problem scheint in der Zusammenarbeit mit Geflüchteten die Versorgung mit geeigneten Dolmetschern an vielen Orten zu sein. Manche Dolmetscher schüchterten die Asylsuchenden regelrecht ein, andere waren der Muttersprache der Asylsuchenden gar nicht mächtig. Ein krasses Beispiel ist mir aus einer Beratungsstelle bekannt, die für gefolterte Tschetschenen keine anderen Dolmetscher zugebilligt bekam als Russisch sprechende, obwohl die Betroffenen mit dieser Sprache vor allem Folter verbinden mussten. Ich hörte, dass vorgelegtes Beweismaterial nicht angenommen wurde mit der Begründung: »›Dafür haben wir keine Zeit.‹«

Missstände über Missstände, die einen verzweifeln lassen können. Meine Kollegin hatte ständig damit zu kämpfen, dass weder die Würde ihrer Schützlinge noch ihre eigene respektiert wurde. Auch wenn es Behörden gibt, deren Mitarbeiterinnen und Mitarbeiter sich korrekt verhalten, so teilen diejenigen, die sich engagieren, und auch die Betroffenen, häufig ähnliche Erfahrungen wie die hier berichteten.

Ein ermutigendes Beispiel habe ich während der gemeinsamen Arbeit am Buch »Trauma ist nicht alles« (Reddemann et al., 2019) erlebt, als wir der Frage nachgingen, ob man als Psychotherapeutin bzw. -therapeut gutachterliche Stellungnahmen abgeben darf für Patientinnen und Patienten, die in Therapie sind. Keine leichte Entscheidung. Schließlich entschied sich mein Kollege Christian Gerlach dafür: »Das Gutachten überzeugte den Richter am Verwaltungsgericht. Frau Mulumba und ihre drei Kinder erhielten vollen Asylstatus. Therapeutisch betrachtet war dies ein Meilenstein. Es war, als hätte der Wind gedreht und begonnen, den dissoziativen Nebel aus den Tiefen der Psyche meiner Patientin zu blasen. Ihre Konzentration besserte sich von Woche zu Woche und die Taschenwühlerei wurde durch zaghafte Schritte in Richtung Selbstfürsorge ersetzt. Eines Tages saß Frau Mulumba mit geflochtenen Haaren im Wartebereich. Bislang hatte die gelernte Friseurin immer nur ein nachlässig gebundenes Kopftuch getragen. Ich werde nie vergessen, wie sehr es mich beeindruckt hat, als mich Frau Mulumba zum ersten Mal wirklich klar und wach angesehen hat. Diese Person hatte nur wenig mit der zerfahrenen und irritierenden Person zu tun, die ich einige Monate zuvor kennengelernt hatte. Wie froh war ich, dass ich innerlich nicht an diesem Bild festgehalten, sondern den Menschen vor mir gesucht hatte! Natürlich gab es auch weiterhin Höhen und Tiefen und der dissoziative Nebel verstärkte sich phasenweise wieder. Die Geister der Vergangenheit kehrten beispielsweise vorübergehend zurück, als die Patientin wochenlang ohne Krankenversicherung und Blutdruckmedikamente war, weil Sozialamt und Arbeitsamt ihre Zuständigkeiten nicht klärten. Jedoch habe ich bei komplex traumatisierten Menschen selten solch beeindruckende Therapieerfolge innerhalb der ersten 25 Stunden erzielen können. Dabei hatte ich nur die Hälfte dieser Stunden therapiert, die andere Hälfte hatte ich in das Gutachten gesteckt. Ohne Gutachten und Unterstützung wäre es langfristig wohl auf eine Abschiebung in die Hände der Täter hinausgelaufen. *Manchmal können wir durch unsere traumatherapeutische Fachkunde einen sicheren Ort nicht nur im Geiste unserer Patientinnen erschaffen, sondern ganz konkret in der realen Welt«* (S. 103 f.; Hervorh. i. Orig.). Unter Würdegesichtspunkten können und sollten wir dies tun, wenn wir das Für und Wider genau abgewogen haben.

Würde ist ein herausfordernder Begriff, der immer wieder aufs Neue gründliches Nachdenken und Erfühlen erfordert. Hier ist nicht der Ort, um detailliert der Frage nachzugehen, inwieweit das sich stetig weiter verbreitende rechte Gedankengut damit zu tun haben kann, dass in Deutschland weder die Verarbeitung der NS-Zeit noch die Folgen von Krieg und Vertreibung in vollem Umfang gelungen ist. Ich habe das in meinem Buch »Kriegskinder und Kriegsenkel in der Psychotherapie« (2015) zu beleuchten versucht. Um sich der Orientierung an Würde widmen zu können, braucht es vermutlich viel Trauerarbeit in Bezug auf eigene Beschränkungen sowie die der Vorfahren und einen starken Willen zu Veränderung. Nicht zuletzt Hoffnung, die genährt wird durch eine im August 2019 erschienene Studie der Bertelsmann Stiftung von Ulrich Kober und Orkan Kösemen »Willkommenskultur zwischen Skepsis und Pragmatik. Deutschland nach der ›Fluchtkrise‹«: Dort kommen die Autoren zu dem Ergebnis, dass man zugespitzt sagen könne, »die Willkommenskultur in Deutschland ist jung – im doppelten Sinn. Es gibt sie noch nicht so lange und sie ist bei den jüngeren Befragten deutlicher ausgeprägt und sie erreicht teilweise Durchschnittswerte der kanadischen Gesamtbevölkerung« (Kober u. Kösemen, 2019, S. 41).

Heute wird sehr viel über Achtsamkeit gesprochen. Solange diese sich ausschließlich auf nach innen gerichtete Sichtweisen beschränkt, kann sie Aspekten von Mitgefühl und Freundlichkeit anderen Menschen gegenüber nicht gerecht werden. Wenn wir uns jedoch die Mühe machen, Achtsamkeit mit Würde zu verbinden, ergibt sich möglicherweise eine Sicht, die soziale Verhältnisse ebenfalls in den Blick nimmt und sogar zum Handeln motiviert. Das scheint mir im Umgang mit Geflüchteten notwendig.

Dank

Dieses Buch hätte nicht geschrieben werden können ohne viel großzügige Unterstützung und Inspiration von vielen Seiten.

Mein herzlicher Dank gilt vor allem den Reihenherausgeberinnen Prof. Dr. Silke Birgitta Gahleitner und Dorothee Zimmermann, ohne deren Ermutigung ich nicht sehr weit gekommen wäre. Auch Sandra Englisch vom Verlag Vandenhoeck & Ruprecht gilt mein Dank, dass sie an das Projekt geglaubt und mir Mut gemacht hat.

Ilona Oestreich hat durch ihr sorgfältiges Lektorat und ihre Geduld einen sehr großen Beitrag für Klarheit und Genauigkeit geleistet. Dafür mein allerherzlichster Dank.

Großer Dank gilt Klaus Ottomeyer, dass er meine Überlegungen im Vorwort freundschaftlich-kollegial unterstützt.

Zu danken habe ich Dr. Christine Treml und dem Verlag Klett-Cotta dafür, dass ich 2007 ein erstes Buch zur Würdeorientierung in der Psychotherapie schreiben konnte (Reddemann, 2008). Ich sprach damals von »einem vergessen Wert in der Psychotherapie«.

Ich danke herzlich Dr. Ulla Baurhenn und Isabelle Rentsch, die das Manuskript mehrfach und geduldig gelesen haben. Wie immer habe ich meiner Schwester Gunde Hartmann zu danken, die unermüdlich an meiner Seite ist und mir Mut macht.

Großen Dank schulde ich auch Oliver Brauer für seine Ermutigung, dieses Projekt nicht aufzugeben und zu meinen Ideen zu stehen.

Dr. Ingrid Andresen-Dannhauer hat mich kollegial vielfach beraten, mich in Kenntnis gesetzt über Würdeverletzungen im Umgang mit Geflüchteten und zum Schreiben ermutigt. Ich danke ihr herzlich.

Auch allen Autorinnen und Autoren, die ich hier im Buch zitiere, verdanke ich viel. Ihre Überlegungen haben mir oft die Augen geöffnet, mich unterstützt und inspiriert.

Allen Patientinnen und Patienten, die mich über die Jahrzehnte gelehrt haben, was Würde und Würdeverlust bedeutet, gilt mein großer Dank. Ebenso wie allen Kolleginnen und Kollegen, die bereit waren, in meinen Seminaren auch etwas zur Würde zu hören und mit mir zu diskutieren.

Literatur

Appel, S. (2013). Caroline Schlegel-Schelling. Das Wagnis der Freiheit. München: Beck.

BAfF – Bundesweite Arbeitsgemeinschaft der psychosozialen Zentren für Flüchtlinge und Folteropfer (2019). Zur Antwort der Bundesregierung auf die Anfrage »Psychosoziale Betreuung und Behandlung von traumatisierten Geflüchteten« (Drucksache 19/11142). Zugriff am 04.09.2019 unter http://www.baff-zentren.org/wp-content/uploads/2019/08/Kommentar-zur-Antwort-der-Bundesregierung_Versorgung-traumatisierter-Geflüchteter_BAfF.pdf.

Bauman, Z. (2016). Die Angst vor den anderen. Ein Essay über Migration und Panikmache. Frankfurt a. M.: Suhrkamp.

Baumann, P. (2003). Menschenwürde und das Bedürfnis nach Respekt. In R. Stoecker (Hrsg.), Menschenwürde. Annäherungen an einen Begriff (S. 19–34). Wien: öbv-&-htp.

Bause, M. (2018). Verflüchtigung der Menschenrechte. Frankfurter Rundschau, 10.8.2018. Zugriff am 17.7.2019 unter https://www.fr.de/meinung/verfluechtigung-menschenrechte-10954148.html.

Benedetti, F. (2011). The patient's brain: The neuroscience behind the doctor-patient relationship. Oxford: Oxford University Press.

Benhabib, S. (1992/1995). Selbst im Kontext. Kommunikative Ethik im Spannungsfeld von Feminismus, Kommunitarismus und Postmoderne. Frankfurt a. M.: Suhrkamp.

Benhabib, S. (1999). Kulturelle Vielfalt und demokratische Gleichheit. Politische Partizipation im Zeitalter der Globalisierung. Frankfurt a. M.: Fischer.

Benhabib, S. (2004/2008). Die Rechte der Anderen. Ausländer, Migranten, Bürger. Frankfurt a. M.: Suhrkamp.

Bieri, P. (2013). Eine Art zu leben. Über die Vielfalt menschlicher Würde. München: Hanser.

Blum, L. (1945/1948). Blick auf die Menschheit. Wien: Vorwärts.

Bogner, S. (2018). Jedem seine Welt! Zeit online, 1.6.2018. Zugriff am 15.8.2019 unter https://www.zeit.de/2018/23/integration-migration-anpassung-diversitaet-ghettoisierung.

Brecht, B. (1928/1978). Die Dreigroschenoper. In B. Brecht, Die

Stücke von Bertold Brecht in einem Band (S. 165–202). Frankfurt a. M.: Suhrkamp.

Bühring, P. (2003). Kindheit hat Folgen. Deutsches Ärzteblatt, 100 (6), 260–261. Zugriff am 12.8.2019 unter http://www.kinderumweltgesundheit.de/index2/pdf/themen/Psychosoziale_Faktoren/DAEB_Kindheit_2003.pdf.

Camus, A. (1947/1997). Die Pest (Neuübers.). Reinbek: Rowohlt.

Castonguay, L. G., Hill, C. E. (Eds.) (2017). How and why are some therapists better than others? Understanding therapist effects. Washington, DC: APA.

Curtius, L. (1969). Erinnerung an Karl Wolfskehl. In M. Schlösse (Hrsg.), Karl Wolfskehl 1869–1969. Leben und Werk in Dokumenten (S. 19–23). Darmstadt: Agora.

de Pizan, Ch. (1405/1990). Das Buch von der Stadt der Frauen. Übersetzt, eingeleitet und kommentiert von Margarete Zimmermann. München: dtv.

Deutscher Bundestag (1973). Zwischenbericht der Sachverständigenkommission zur Erarbeitung der Enquête über die Lage der Psychiatrie in der Bundesrepublik Deutschland. Drucksache 7/1124. Bonn. Zugriff am 26.08.2019 unter http://dipbt.bundestag.de/doc/btd/07/011/0701124.pdf

Deutscher Bundestag (2019). Antwort der Bundesregierung auf die Kleine Anfrage der Abgeordneten Ulla Jelpke, Sylvia Gabelmann, Dr. André Hahn, weitere Abgeordnete und der Fraktion DIE LINKE. Drucksache 19/11142. Berlin. Zugriff am 04.09.2019 unter http://dip21.bundestag.de/dip21/btd/19/116/1911666.pdf

Deutscher Journalisten-Verband (DJV) (2019). Redeverbot am Tag nach Wahl wäre sinnvoller. Meldungen des DJV-NRW, 28.5.2019. Zugriff am 26.7.2019 unter https://m.djv-nrw.de/meldungen/djv-bundesverband/meldungen-detail/article/redeverbot-am-tag-nach-wahl-waere-sinnvoller.html.

Dewitz, H. A. von (1946). Léon Blum. Die Zeit, 19.12.1946. Zugriff am 27.7.2019 unter https://www.zeit.de/1946/44/leon-blum.

Eichenberg, C., Harm, S. (2008). Der Umgang von Funktionsträgern und Hilfseinrichtungen mit traumatisierten Menschen: Was sind förderliche und hinderliche Faktoren für die Traumabewältigung? Zeitschrift für Psychotraumatologie, Psychotherapiewissenschaft, Psychologische Medizin, 6 (3), 65–82.

Eigen, M., Kaniel, R. K.-I. (2013). Therapist from the depths: A conversation with Michael Eigen. Tikkun, 21.5.2013. Zugriff am 27.7.2019 unter https://www.tikkun.org/therapist-from-the-depths-a-conversation-with-michael-eigen.

Erdheim, M. (1982). Die gesellschaftliche Produktion von Unbewußtheit. Eine Einführung in den ethnopsychoanalytischen Prozess. Frankfurt a. M.: Suhrkamp.

Fava, G. A., Guidi, J., Rafanelli, C., Sonino, N. (2015). The clinical inadequancy of evidence-based medicine and the need for a conceptual framework based on clinical judgement. Psychotherapy and Psychosomatics, 84 (1), 1–3. Zugriff am 14.8.2019 unter https://www.karger.com/Article/Pdf/366041.

Felitti, V. J., Anda, R. F., Nordenberg, D., Williamson, D. F., Spitz, A. M., Edwards, V. J., Koss, M. P., Marks, J. S. (1998). Relationship of childhood abuse and household dysfunction to many of the leading causes of death in adults: The Adverse Childhood Experiences (ACE) Study. American Journal of Preventive Medicine, 14 (4), 245–258. Zugriff am 12.8.2019 unter https://www.ajpmonline.org/article/S0749-3797(98)00017-8/pdf.

Felitti, V. J. (2002). Belastungen in der Kindheit und Gesundheit im Erwachsenenalter: die Verwandlung von Gold in Blei. Zeitschrift für Psychosomatische Medizin und Psychotherapie, 48 (4), 359–369. Zugriff am 12.8.2019 unter http://www.fruehe-kindheit.net/download/Gold-zu-Blei-2002.pdf.

Felitti, V. J., Fink, P. J., Fishkin, R. E., Anda, R. F. (2007). Ergebnisse der Adverse Childhood Experiences (ACE) – Studie zu Kindheitstrauma und Gewalt. Epidemiologische Validierung psychoanalytischer Konzepte. Trauma & Gewalt, 2 (2), 18–32.

Frank, J. D. (1961/1981). Die Heiler. Wirkungsweisen psychotherapeutischer Beeinflussung. Vom Schamanismus bis zu den modernen Therapien. Stuttgart: Klett-Cotta.

Frankl, V. E. (1946/1975). Ärztliche Seelsorge. Grundlagen der Logotherapie und Existenzanalyse. München: Kindler.

Frankl, V. E. (1946/2008). … trotzdem Ja zum Leben sagen. Ein Psychologe erlebt das Konzentrationslager (29. Aufl.). München: dtv.

Freud, S. (1912). Zur Dynamik der Übertragung. Zentralblatt für Psychoanalyse, 2 (4), 167–173.

Friedrich Ebert Stiftung (FES) (2019). Kurzzusammenfassung [Mitte-Studie]. Bonn: FES. Zugriff am 28.7.2019 unter https://www.fes.de/index.php?eID=dumpFile&t=f&f=39657&token=b68b8efe1d66a60e980987e6f07fb1d5e3b01de3.

Fromm, E. (1947/1954). Psychoanalyse und Ethik. Bausteine zu einer humanistischen Charakterologie. Stuttgart: Diana-Verlag.

Fuchs, S. (2019). Die Kindheit ist politisch! Kriege, Terror, Extremismus, Diktaturen und Gewalt als Folge destruktiver Kindheitserfahrungen. Heidelberg: Mattes.

Gerhardt, V. (2019). Humanität. Über den Geist der Menschheit. München: Beck.

Geyer, C. (2014). Die Würde des Menschen. Hohe Luft – Philosophie-Zeitschrift, 17.5.2014. Zugriff am 28.7.2019 unter https://www.hoheluft-magazin.de/2014/05/die-wuerde-des-menschen/.

Ghaderi, C. (2018). Identität, Heimat, Fremde – Perspektiven transkultureller Psychotherapie. In M. Huber, T. Becker, E. Kernen (Hrsg.), Integration des Fremden?! Trauma, Dissoziation und Migration (S. 35–52). Paderborn: Junfermann.

Graf, G. (1999). Gedichte. Essays. Briefe. Deutschlandfunk, 16.5.1999. Zugriff am 27.7.2019 unter https://www.deutschlandfunk.de/gedichte-essays-briefe.700.de.html?dram:article_id=79201.

Grill, B. (2019). Wir Herrenmenschen. Unser rassistisches Erbe: Eine Reise in die deutsche Kolonialgeschichte. München: Siedler.

Gruen, A. (1984). Der Verrat am Selbst. Die Angst vor der Autonomie bei Mann und Frau. München: Causa.

Gruen, A. (1997). Der Verlust des Mitgefühls. Über die Politik der Gleichgültigkeit. München: dtv.

Gruen, A. (1999). The need to punish: The political consequences of identifying with the aggressor. The Journal of Psychohistory, 27 (2), 136–154.

Gruen, A. (2000). Der Fremde in uns. Stuttgart: Klett-Cotta.

Gruen, A. (2012). Identität, speziell: »Jüdische Identität«. Psychoanalyse, 16 (1 [Nr. 28]), 22–25.

Gruen, A. (2014). Wider den Gehorsam. Stuttgart: Klett-Cotta.

Günther, H. (1998). Nachwort. In K. P. Moritz, Anton Reiser. Ein psychologischer Roman (S. 528–532). Frankfurt a. M.: Insel.

Häfner, H. (2003). Die Inquisition der psychisch Kranken geht ihrem Ende entgegen. Die Geschichte der Psychiatrie-Enquete und Psychiatriereform in Deutschland. In F.-W. Kersting (Hrsg.), Psychiatriereform als Gesellschaftsreform. Die Hypothek des Nationalsozialismus und der Aufbruch der sechziger Jahre (S. 113–140). Paderborn: Schöningh.

Härle, W. (2010). Würde: Groß vom Menschen denken. München: Diederichs.

Heinrichs, H.-J. (Hrsg.) (1982). Das Fremde verstehen. Gespräche über Alltag, Normalität und Anormalität. Frankfurt a. M./Paris: Qumran.

Heinrichs, H.-J. (1997/2018). »Fremdheit«, »Normalität« und die Frage der Verstehbarkeit. Vorbemerkung zur Neuausgabe. In H.-J. Heinrichs (Hrsg.), Das Fremde verstehen. Gespräche über

Alltag, Normalität und Anormalität (2., akt. Aufl. d. Neuausg. v. 1997; S. I–XI). Gießen: Psychosozial-Verlag.

Heinrichs, H.-J. (2018). Vorbemerkung zur Neuauflage 2018. In H.-J. Heinrichs (Hrsg.), Das Fremde verstehen. Gespräche über Alltag, Normalität und Anormalität (2., akt. Aufl. d. Neuausg. v. 1997; S. i–ii). Gießen: Psychosozial-Verlag.

Heitmeyer, W. (2018). Signaturen der Bedrohung. Bd. 1: Autoritäre Versuchungen. Berlin: Suhrkamp.

Held, V. (2006). The ethics of care. Personal, political, and global. New York: Oxford University Press. Zugriff am 16.8.2019 unter http://voidnetwork.gr/wp-content/uploads/2016/10/The-Ethics-of-Care-Personal-Political-and-Global-by-Virginia-Held.pdf.

Hüther, G. (2018). Würde. Was uns stark macht – als Einzelne und als Gesellschaft. München: Knaus.

Janus, L. (2018). Rezension: Sven Fuchs: die Kindheit ist politisch! In H. Knoch, W. Kurth, H. J. Reiß (Hrsg.), Gewalt und Trauma. Direkte und transgenerationale Folgen (S. 295–315). Heidelberg: Mattes.

Jefferson, T. (1826). From Notes on the State of Virginia. »Laws«, The administration of justice and description of the laws? Zugriff am 28.7.2019 unter https://web.archive.org/web/20090422153209/http://frank.mtsu.edu/~lnelson/Jefferson-Slavery.html.

Judt, T. (2010/2014). Dem Land geht es schlecht: Ein Traktat über unsere Unzufriedenheit. Frankfurt a. M.: Fischer.

Jullien, F. (2016/2017). Es gibt keine kulturelle Identität. Wir verteidigen die Ressourcen einer Kultur. Frankfurt a. M.: Suhrkamp.

Kant, I. (1785/1969). Grundlegung zur Metaphysik der Sitten. In I. Kant, Gesammelte Schriften. Bd. 7: Kritik der reinen Vernunft. Prolegomena. Grundlegung zur Metaphysik der Sitten. Metaphysische Anfangsgründe der Naturwissenschaft (S. 385–463). Berlin: Reimer.

Kehlmann, D. (2018). Es ist gerade erst geschehen. Zeit online, 16.9.2018. Zugriff am 17.7.2019 unter https://www.zeit.de/2018/38/nationalsozialismus-daniel-kehlmann-vater/komplettansicht.

Kober, U., Kösemen, O. (2019). Willkommenskultur zwischen Skepsis und Pragmatik – Deutschland nach der »Fluchtkrise«. Gütersloh: Bertelsmann Stiftung.

Köhler, H. (2017). Braucht die Weltwirtschaft eine neue Vision. Vortrag anlässlich des 200-jährigen Bestehens der Wirtschaftswissenschaftlichen Fakultät der Universität Tübingen, 4.5.2017 in Tübingen. Zugriff am 15.8.2019 unter https://www.horstkoehler.de/wp-content/uploads/2017/05/Braucht-die-Weltwirtschaft-eine-neue-Vision-Horst-K%C3%B6hler-2017–1.pdf.

Korsch, C. (2018). Trotzdem: Ja zum Leben und Mut zum Sein. In D. Richter (Hrsg.), Die heilende Kraft des Sinns. Viktor E. Frankl in philosophischer, theologischer und therapeutischer Betrachtung (S. 59–82). Stuttgart: Kohlhammer.

Kosijer-Kappenberg, S. (2018). Verständnis von Täterschaft im Kontext von Krieg und Flucht. Zwischen gesellschaftlicher Verantwortung und individueller Schuld. Göttingen: Vandenhoeck & Ruprecht.

Kossert, A. (2008). Kalte Heimat. Die Geschichte der deutschen Vertriebenen nach 1945. München: Siedler.

Krause, V., Steinkamp, H. (2011). Compassion als diakonische Basiskompetenz und religionspädagogisches Lernziel. In Erzbistum Köln – Generalvikariat (Hrsg.), Aschermittwoch der Frauen. Compassion – Spirituell leben für Gott und die Welt. Texte und Materialien (S. 16–25). Köln: Erzbistum. Zugriff am 15.8.2019 unter https://www.erzbistum-koeln.de/export/sites/ebkportal/seelsorge_und_glaube/erwachsene/web/.content/.galleries/downloads/frauen/aschermittwoch4.pdf.

Kroll, T. (2006). Denken bis zum Äußersten. Christoph von Wolzogens Studien zur Philosophie Emmanuel Levinas'. Rezension. Deutschlandfunk Kultur, 18.1.2006. Zugriff am 14.8.2019 unter https://www.deutschlandfunkkultur.de/denken-bis-zum-aeussersten.950.de.html?dram:article_id=133654.

Levinas, E. (1961/1987). Totalität und Unendlichkeit. Versuch über die Exteriorität. Freiburg i. Br.: Alber.

Levinas, E. (1963/1999). Die Spur des Anderen. Untersuchungen zur Phänomenologie und Sozialphilosophie (4. Aufl.). Freiburg i. Br.: Alber.

Levinas, E. (1972/1989). Humanismus des anderen Menschen. Hamburg: Meiner.

Lüdke, S., Christedes, G. (2019). »Das ist unser Dschungel«. Spiegel online, 18.4.2019. Zugriff am 16.8.2019 unter https://www.spiegel.de/politik/ausland/fluechtlinge-auf-samos-wie-der-eu-tuerkei-pakt-scheitert-a-1261887.html.

Maio, G. (2015). Den kranken Menschen verstehen. Für eine Medizin der Zuwendung. Freiburg i. Br.: Herder.

Maio, G. (2016). Technik als Veränderung unseres Verhältnisses zur Welt. VSH-Bulletin, 42 (3/4), 4–11. Zugriff am 26.7.2019 unter http://www.hsl.ethz.ch/pdfs/16_VSH_bulletin_november_web.pdf.

Maio, G. (2018). Werte für die Medizin. Warum die Heilberufe ihre eigene Identität verteidigen müssen. München: Kösel.

Mann, H. (1918/1996). Der Untertan. Frankfurt a. M.: Fischer.

Melandri, F. (2017/2018). Alle, außer mir. Berlin: Wagenbach.

Metzner, M. (2017). Die einzelnen Grundrechte. Informationen zur politischen Bildung, 66 (4 [Nr. 305]), 24–57. Zugriff am 15.8.2019 unter http://www.bpb.de/system/files/dokument_pdf/IzPB_305_Grundrechte_barrierefrei.pdf.

Miller, A. (1979). Das Drama des begabten Kindes und die Suche nach dem wahren Selbst. Frankfurt a. M.: Suhrkamp.

Minkmar, N. (2019). Das Tabu, das er bricht. Debatte über Kühnerts Vorschläge. Spiegel online, 4.5.2019. Zugriff am 16.7.2019 unter https://www.spiegel.de/kultur/gesellschaft/kritik-am-kapitalismus-das-tabu-das-kevin-kuehnert-bricht-ein-essay-von-nils-minkmar-a-1265760.html.

Moritz, K. P. (1790/1998). Anton Reiser. Ein psychologischer Roman. Frankfurt a. M.: Insel.

Neudeck, R. (2007). »Pas savoir, guérir!«. In D. Felken (Hrsg.), Ein Buch, das mein Leben verändert hat (S. 291–293). München: Beck.

Norcross, J. C., Lambert, M. J. (2018). Psychotherapy relationships that work III. Psychotherapy, 55 (4), 303–315. Zugriff am 17.7.2019 unter https://www.researchgate.net/publication/333504768.

Parin, P. (1975). Gesellschaftskritik im Deutungsprozeß. Psyche – Zeitschrift für Psychoanalyse und ihre Anwendungen, 29 (2), 97–117.

Parin, P. (1978). Der Widerspruch im Subjekt. Ethnopsychoanalytische Studien. Frankfurt a. M.: Syndikat.

Parlamentariergruppe »Seenotrettung« (2019). Osterappell zur Seenotrettung. Zugriff am 14.8.2019 unter http://berlin-hilft.com/wp-content/uploads/2019/04/Osterappell-zur-Seenotrettung_Luise-Amtsberg.pdf.

Pico della Mirandola, G. (1496/1990). De hominis dignitate. Über die Würde des Menschen. Hamburg: Meiner. Zugriff am 16.7.2019 unter http://www.herzinger-wolfgang.de/mirandola_ueber_die_wuerde_des_menschen.pdf.

Piehl, A. (2017). Zum Umgang mit dem Fremden – ausgewählte Aspekte in (sonder-)pädagogischen Handlungskontexten. Masterarbeit. Erfurt: Universität Erfurt, Erziehungswissenschaftliche Fakultät. Zugriff am 14.8.2019 unter https://www.db-thueringen.de/servlets/MCRFileNodeServlet/dbt_derivate_00040648/piehl.pdf.

Reddemann, L. (2008). Würde – Annäherung an einen vergessenen Wert in der Psychotherapie. Stuttgart: Klett-Cotta.

Reddemann, L. (2015). Kriegskinder und Kriegsenkel in der Psychotherapie: Folgen der NS-Zeit und des Zweiten Weltkriegs erkennen und bearbeiten – Eine Annäherung. Stuttgart: Klett-Cotta.

Reddemann, L., Joksimovic, L., Kaster, S. D., Gerlach, C. (2019). Trauma ist nicht alles. Ein Mutmach-Buch für die Arbeit mit Geflüchteten. Stuttgart: Klett-Cotta.

Renz-Polster, H. (2019). Erziehung prägt Gesinnung. Wie der weltweite Rechtsruck entstehen konnte – und wie wir ihn aufhalten können. München: Kösel.

Richter, H. E. (1979). Der Gotteskomplex. Die Geburt und die Krise des Glaubens an die Allmacht des Menschen. Reinbek: Rowohlt.

Rommelspacher, B. (1995). Dominanzkultur. Texte zu Fremdheit und Macht. Berlin: Orlanda.

Rorty, R. (1991/2000). Wahrheit und Fortschritt. Frankfurt a. M.: Suhrkamp.

Sachs, N. (1950). Völker der Erde. Sinn und Form, 2 (1), 83.

Safran, J. D. (2003). Introduction: Psychoanalysis and Buddhism as cultural institutions. In J. D. Safran (Ed.), Psychoanalysis and Buddhism. An unfolding dialogue (pp. 1–34). Boston, MA: Wisdom Publications. Zugriff am 12.8.2019 unter https://pdfs.semanticscholar.org/471d/9edb6adb34d1cad337b632654cb0c8f1f132.pdf.

Schaber, P. (2008). Der Anspruch auf Selbstachtung. In W. Härle, B. Vogel (Hrsg.), Begründung von Menschenwürde und Menschenrechten (S. 188–201). Freiburg i. Br.: Herder. Zugriff am 15.8.2019 unter https://www.kas.de/c/document_library/get_file?uuid=895e8947-4da4-bd12-fe87-7dec793af271&groupId=252038.

Scharfetter, C. (1993). Eros therapeutikós. Liebe und Ethik in der Therapie. Psychotherapie, Psychosomatik, Medizinische Psychologie, 43 (7), 254–261.

Schäuble, W. (2019). Rede von Dr. Wolfgang Schäuble zur Gedenkstunde des Deutschen Bundestages aus Anlass des Tags des Gedenkens an die Opfer des Nationalsozialismus. Berlin: Deutscher Bundestag. Zugriff am 15.8.2019 unter https://www.bundestag.de/parlament/praesidium/reden/2019/003-590098.

Schelsky, H. (1961). Der Mensch in der wissenschaftlichen Zivilisation. Köln: Westdeutscher Verlag.

Schiffauer, W., Eilert, A., Rudloff, M. (Hrsg.) (2017a). So schaffen wir das – eine Zivilgesellschaft im Aufbruch. 90 wegweisende Projekte mit Geflüchteten. Bielefeld: Transcript. Zugriff am

27.7.2019 unter https://www.transcript-verlag.de/media/pdf/3f/f2/c9/oa9783839438299.pdf.

Schiffauer, W., Eilert, A., Rudloff, M. (2017b). Vorwort. In W. Schiffauer, A. Eilert, M. Rudloff (Hrsg.), So schaffen wir das – eine Zivilgesellschaft im Aufbruch. 90 wegweisende Projekte mit Geflüchteten (S. 9–11). Bielefeld: Transcript. Zugriff am 27.7.2019 unter https://www.transcript-verlag.de/media/pdf/3f/f2/c9/oa-9783839438299.pdf.

Schiller, F. (1781/1883). Die Räuber. In F. Schiller, Sämmtliche Werke in vier Bänden. Bd. 3 (S. 284–383). Stuttgart: Cotta.

Schiller, F. (1787/1883). Don Carlos, Infant von Spanien. In F. Schiller, Sämmtliche Werke in vier Bänden. Bd. 3 (S. 544–708). Stuttgart: Cotta.

Schiller, F. (1797/1883). Würde der Frauen. In F. Schiller, Sämmtliche Werke in vier Bänden. Bd. 3 (S. 220–222). Leipzig: Insel.

Schiller, F. (1797/1906). Nachträge zu den Xenien. In F. Schiller, Gedichte und Erzählungen (S. 211–216). Leipzig: Insel.

Schiller, F. (1800/1883). Maria Stuart. In F. Schiller, Sämmtliche Werke in vier Bänden. Bd. 2 (S. 209–314). Stuttgart: Cotta.

Schirach, F. von (2014). Die Würde ist antastbar. Essays. München: Piper.

Schopenhauer, A. (1840/1860). Preisschrift über die Grundlage der Moral. In A. Schopenhauer, Sämmtliche Werke in fünf Bänden. Bd. 3: Kleinere Schriften (S. 497–672). Leipzig: Inselverlag.

Schweitzer, A. (1954/1966). Die Lehre von der Ehrfurcht vor dem Leben. Grundtexte aus fünf Jahrzehnten. München: Beck.

Sennett, R. (2002/2007). Respekt im Zeitalter der Ungleichheit (2. Aufl.). Berlin: Berliner Taschenbuch-Verlag.

Steffensky, F. (2007). Mut zur Endlichkeit. Sterben in einer Gesellschaft der Sieger. Stuttgart: Radius.

Steffensky, F. (2010). Zur Würde des Menschen gehört die Fähigkeit, sich zu ändern, den Bruch mit sich selbst zu wagen. chrismon – Das evangelische Magazin, 10.1.2019. Zugriff am 27.7.2019 unter https://chrismon.evangelisch.de/das-wort/zur-wuerde-des-menschen-gehoert-die-faehigkeit-sich-zu-aendern-den-bruch-mit-sich-selbst-zu.

Stoecker, R. (2019). Theorie und Praxis der Menschenwürde. Leiden: Mentis.

Thöns, M. (2016). Patient ohne Verfügung. Das Geschäft mit dem Lebensende. München: Piper.

Trachsel, M., Gaab, J., Biller-Andorno, N. (2018). Psychotherapie-Ethik. Göttingen: Hogrefe (Kindle-Version).

Vahl, C. F. (2014). Zur Diskussion: Was ist ein guter Chirurg? Ärzteblatt, 111 (6), Art. 2. Zugriff am 26.7.2019 unter https://www.aerzteblatt.de/archiv/154029/Zur-Diskussion-Was-ist-ein-guter-Chirurg.

Weltärztebund (2017). Deklaration von Genf. 68. Generalversammlung des Weltärztebundes, Chicago, Vereinigte Staaten von Amerika, Oktober 2017. Zugriff am 06.09.2019 unter https://www.bundesaerztekammer.de/fileadmin/user_upload/downloads/pdf-Ordner/International/Deklaration_von_Genf_DE_2017.pdf.

Wenke, M. (2008). Im Gehirn gibt es keine Gedanken. Kritik des Reduktionismus. Phänomenologische Skizzen zu Biologie, Psychoanalyse, Yoga und Buddhismus. Würzburg: Königshausen & Neumann.

Wetz, F. J. (2005). Illusion Menschenwürde. Aufstieg und Fall eines Grundwerts. Stuttgart: Klett-Cotta.

Wolfskehl, K. (1934/1960). Die Stimme spricht. In K. Wolfskehl, Gesammelte Werke. Bd. 2: Übertragungen. Prosa (S. 128–133). Hamburg: Claassen.

Wolfskehl, K. (1946/1960). Gesammelte Werke. Bd. 1: Dichtungen. Dramatische Dichtungen. Hamburg: Claassen.

Wolfskehl, K. (1946/1988). Wolfskehl an Frener [Brief vom 13.9.1946]. In K. Wolfskehl, Briefwechsel aus Neuseeland 1938–1948. Bd. 2 (S. 906–911). Darmstadt: Luchterhand.

Wolzogen, C. von (2005). Emmanuel Levinas – Denken bis zum Äußersten. Freiburg i. Br.: Alber.

Yildiz, E. (1999). Fremdheit und Integration. Ausführungen zum besseren Verständnis, Anregungen zum Nachdenken. Bergisch Gladbach: BLT.

Young, E. (1759/1918). Conjectures on original composition. Manchester: Longmans, Green & Co.

Zemp, M. (2015). 11 Tipps für Ehrenamtliche im Kontakt mit geflüchteten Frauen. Köln: medica mondiale. Zugriff am 16.7.2019 unter https://www.frauenberatungsstellen-nrw.de/sites/default/files/medica_mondiale_tipps_fuer_ehrenamtliche.pdf.

Zick, A., Küpper, B., Berghan, W. (2019). Verlorene Mitte – feindselige Zustände. Rechtsextreme Einstellungen in Deutschland 2018/19. Bonn: Dietz.

Zito, D. (2015). Überlebensgeschichten. Kindersoldatinnen und -soldaten als Flüchtlinge in Deutschland. Eine Studie zur sequentiellen Traumatisierung. Weinheim: Beltz Juventa.